SYLVIE BATLLE

Les compulsions alimentaires

Se libérer de la boulimie

jouvence
EDITIONS

Collection Pratiques Jouvence

L'anorexie, Dr Franck Senninger, 2004
Respirez pour mieux vivre,
Olivier et Sandra Stettler, 2004
Être tonique, Jean-Paul Pes, 2004
Mastiquer, c'est la santé, France Guillain, 2004
Le secret des auto-massages chinois,
Olivier et Sandra Stettler, 2003
Relaxation musicale, Maurice Clément-Faivre
& Jean-Dominique Larmet, 2002
La thérapie vocale, Philippe Barraqué, 2001
Se relaxer pour mieux vivre,
Jean-Dominique Larmet, 2001
Remèdes maison, Marie-France Muller, 1999
Kousmine au gré des saisons,
Dr André Denjean & Lucette Serre, 1998
Le chlorure de magnésium, Marie-France Muller, 1998
Massage détente, Catherine Maillard, 1998
Kousmine au quotidien,
Dr André Denjean & Lucette Serre, 1994
Renaître par le souffle, Désiré Mérien, 1994

Catalogue Jouvence gratuit sur simple demande.

ÉDITIONS JOUVENCE
Suisse : CP 184 -1233 Genève-Bernex
France : BP 90107 -74161 Saint-Julien-en-Genevois CEDEX
Site internet : **www.editions-jouvence.com**
E-mail : info@editions-jouvence.com

Maquette & mise en page : Éditions Jouvence
Dessin de couverture : Jean Augagneur

ISBN 978-2-88353-389-9

Sommaire

Introduction

DANS DES SOCIÉTÉS qui inondent notre psyché d'images de corps longilignes et apparemment heureux, il est difficile de ne pas se sentir en porte-à-faux lorsqu'on perçoit son corps comme plus « gros » que le modèle normatif et omniprésent de minceur. Or, du regret de ne pas ressembler à une poupée Barbie au développement d'une obsession de la ligne et d'un comportement alimentaire problématique, il n'y a qu'un pas. Ce pas est malheureusement trop souvent franchi par un nombre croissant de personnes (en grande majorité des femmes) dans nos pays dits développés.

Nous essaierons, dans ce livre, de mieux comprendre le besoin compulsif de manger et d'y apporter des solutions. La première partie donne des informations sur les variantes du comportement alimentaire et aborde certaines de ses causes. Les deuxième et troisième parties donnent des pistes de réflexion et des exercices pour entamer un parcours de libération.

Première partie

En savoir plus

Dysfonctionnements des sociétés « poupée Barbie »

MALGRÉ LES EFFORTS de certaines associations pour encourager les publicitaires à choisir des mannequins aux formes plus arrondies et plus saines, les médias continuent de nous présenter des modèles de femmes dont le corps frise la maigreur maladive.

Il en résulte une augmentation alarmante du nombre de gens littéralement obsédés par leur ligne et la nourriture. Ce phénomène peut se manifester dès la préadolescence (parfois même l'enfance) et il est susceptible d'entraîner toutes sortes de dysfonctionnements du comportement alimentaire.

Conséquences sur le comportement alimentaire

Vous avez probablement entendu parler de « désordres alimentaires » ou de « troubles du comportement alimentaire ». Il en est de « mineurs » tels que grignotage, fringales, syndrome d'alimentation nocturne et chocolatomanie[1], qui bien que gênants, ne mettent pas la vie de la personne en danger. Il en est aussi de plus graves malheureusement.

En effet, l'obsession de la ligne pousse souvent à se soumettre à des régimes draconiens. Tellement draconiens qu'il est pratiquement impossible de s'y tenir au-delà de quelques jours sans… « craquer ». Or, craquer, c'est souvent manger bien plus qu'on ne le voudrait, parfois jusqu'à s'en rendre malade. C'est aussi, généralement, avaler tout ce qu'on trouve en un temps record sans nécessairement y prendre du plaisir (du moins au-delà des premières minutes). On parle de « crise de boulimie » ou d'« orgie » pour qualifier le fait de manger de façon compulsive de grandes quantités de nourriture en peu de temps. Notons qu'une « crise » peut se déclencher de façon surprenante. Parfois, une personne commence à s'alimenter de façon tout à fait raisonnable, mais il lui est excessivement difficile de s'arrêter lorsqu'elle le voudrait. Il se peut donc qu'elle prenne quelques bouchées supplémentaires qui créent un conflit intérieur. « La » bouchée de plus devient alors « la » bouchée de trop qui peut faire basculer un comportement « sain » vers un comportement complexe, se concluant par une « crise ». Parfois, au contraire, la crise est décidée et planifiée à l'avance. La personne sort s'acheter la nourriture (souvent

1. Pour plus de détails sur chaque trouble, voir les définitions données sur le site Internet: www.anorexie-boulimie.com/troublesalimentaires mineurs.htm

des sucreries) qu'elle va manger en rentrant (ou dès la sortie du magasin).

Après avoir ainsi « trop » mangé, il y a diverses réactions : certains se sentent tellement mal qu'ils passent de l'orgie au jeûne compensatoire. Beaucoup se sentent tellement coupables (voire sales) qu'ils ressentent le besoin de se purger, voire de se punir. Certains essaient d'« effacer » la crise en se faisant vomir ou en recourant à des doses excessives de laxatifs et/ou de diurétiques (qui perturbent l'organisme plus qu'ils ne purgent l'excès alimentaire). D'autres, enfin, essaient de compenser la crise en s'adonnant à des heures d'exercice soutenu ou/et en sautant plusieurs repas. Dans la plupart des cas décrits, on qualifie le comportement de « boulimique ».

Il n'est pas impossible d'avoir chez la même personne des tendances anorexiques (lorsque la personne se sous-alimente de façon dangereuse) qui cohabitent avec des tendances boulimiques. Bien que les symptômes soient a priori opposés, les causes ont beaucoup de points communs et les comportements ne s'excluent pas nécessairement. On parle alors d'anorexie-boulimie ou de *bulimarexia* ou encore de boulirexie.

Notons que si l'obsession de la ligne est un élément déclencheur répandu, ce n'est pas l'unique cause des troubles du comportement alimentaire. Une multitude de raisons complexes peuvent en effet déclencher ces troubles ; il s'agit davantage d'un problème de mal-être que d'un problème de nourriture…

Questionnaire : mieux définir son comportement alimentaire

Ce questionnaire est destiné à vous aider à cerner si vous souffrez de troubles du comportement alimentaire. Si c'est le cas, en savoir plus peut vous permettre de chercher des informations plus précises et un soutien adéquat.

Rappelons, toutefois, qu'il est difficile d'être objectif par rapport à soi-même et que chaque personne est en évolution constante. Vos réponses du jour vous donneront une indication sur votre comportement *en ce moment*. Cela peut énormément évoluer avec le temps…

– A –

1. Vous sentez-vous souvent coupable après avoir mangé ?
2. Vous arrive-t-il souvent de manger pour compenser un inconfort émotionnel (tristesse, ennui, colère, frustration, déception, etc.) ou calmer une intensité émotionnelle (enthousiasme, passion, impatience, etc.) ?

– B –

3. Avez-vous l'impression que la nourriture occupe vos pensées de façon exagérée, voire vous obsède ?
4. Vous arrive-t-il de vous peser plusieurs fois par jour ?
5. Êtes-vous capable de regarder plusieurs photos de vous et de vous rappeler avec précision les divers poids que vous pesiez lorsqu'elles ont été prises ?

– C –

6. Vous arrive-t-il de sauter plusieurs repas consécutifs ?
7. Avez-vous une grisante sensation de contrôle sur votre vie quand vous refusez de vous alimenter ?
8. Vous trouvez-vous trop gros(se) malgré des remarques alarmées de votre entourage sur votre « maigreur » ?

– D –

9. Avez-vous parfois un besoin compulsif de vous échapper de certaines situations pour aller manger seul(e) ?
10. Vous arrive-t-il d'avoir des crises de boulimie (avalez-vous de grandes quantités de nourriture de façon compulsive en peu de temps) ?

– E –

11. Avez-vous tendance à :

- ❑ prendre du poids à cause de crises de boulimie ?
- ❑ alterner des crises de boulimie avec des périodes de jeûne ?
- ❑ faire du sport à outrance pour éliminer l'excédent de calories prises lors de crises de boulimie ?

– F –

12. Vous arrive-t-il de :

- ❑ faire des crises de boulimie et vous faire vomir dans le but de rejeter les calories que vous avez avalées ?
- ❑ utiliser des laxatifs ou diurétiques pour vous « purger », vous alléger ou vous donner la sensation d'« éliminer » plutôt que pour combatte la constipation ?

Vos réponses
Il se peut que vous n'ayez jamais répondu « oui » aux questions ci-dessus, mais que vous ressentiez malgré tout un malaise par rapport à l'alimentation. Vous pouvez lire les réponses au test par curiosité ou passer directement à la conclusion de ce chapitre.

Il est possible que vous ayez répondu « oui » à plusieurs séries de questions, voire toutes. Cela n'implique en rien que votre cas est désespéré. Ne paniquez surtout pas. Il y a des solutions ! Nous traversons tous des périodes difficiles pendant lesquelles nous avons besoin de réconfort. Certains trouvent ce réconfort dans la nourriture ou dans la sensation de contrôle que procure son rejet quasi-total. Ces périodes difficiles peuvent durer quelques semaines, quelques mois ou quelques années et puis se résorber grâce à un traitement adéquat…

Si vous avez répondu « oui » aux questions de :

– la série A –

Cela est très commun, il n'y a probablement pas lieu de s'alarmer. Simplement, examiner l'origine de votre culpabilité, lorsque vous vous sentez rassasié(e), vous serait bénéfique. Il serait également utile de trouver des moyens n'ayant pas recours à la nourriture pour gérer vos émotions. Nous explorerons des techniques dans ce livre. Vous pouvez aussi trouver de bons conseils dans le livre *Gérer ses émotions.*[2]

---

2. Livre d'Olivier Nunge et Simonne Mortera, paru aux Éditions Jouvence, Genève, 1998.

– la série B –

Vous souffrez d'une obsession de la ligne, cela est peut-être le symptôme d'un malaise plus profond. Souvent, cette obsession dissimule une piètre estime de soi. Toutefois, certains milieux (danse, spectacle et mode, par exemple) sont maladivement stricts sur la ligne et peuvent engendrer ce genre d'obsessions. Ce livre vous aidera, j'espère, à mieux vous accepter tel(le) que vous êtes.

– la série C –

Vous souffrez probablement de tendances anorexiques ou d'anorexie déclarée. Il est important de ne pas rester dans l'isolement. Si vous avez perdu beaucoup de poids, même si cela vous rend heureux(se), il est important de vérifier que vous ne mettez pas votre santé ou votre vie en danger. Il est donc important d'avoir au plus vite l'avis d'un médecin. Ne paniquez pas, toutefois ! Ce qui apparaît parfois comme une catastrophe peut cacher une aubaine de développement personnel. Entourez-vous de sources de soutien adéquates (nous verrons dans la deuxième partie qu'il y en a beaucoup à votre disposition). Ce problème risque de vous permettre de découvrir de fabuleux aspects de vous-même. Par ailleurs, le livre sur l'anorexie de Franck Senninger pourra vous éclairer sur ce sujet.[3]

---

3. Dr Franck Senninger, *L'anorexie*, Éditions Jouvence, Genève, 2004.

– la série D –

Vous avez tendance à manger de façon compulsive, cela n'a rien de honteux, ni de dégoûtant. C'est simplement le symptôme d'un malaise. À ce jour, il semble que le besoin de manger l'emporte sur d'autres besoins ou désirs parfois. Cela s'appelle l'hyperphagie. Nous examinerons les sources possibles de votre comportement dans la suite de ce livre. Vous trouverez aussi des techniques et outils à votre disposition pour vous libérer de cette dépendance à la nourriture.

– la série E –

Il semblerait que vous souffriez d'une forme de boulimie qui n'est répertoriée en tant que telle que depuis peu.[4] Malheureusement, alterner jeûnes et crises est nocif pour le système digestif et tend à faire grossir très vite. Vous maltraitez aussi votre cœur. Évitez surtout de faire des sports trop énergiques pour un estomac plein et cherchez de l'aide. Vous méritez de vivre heureux(se) sans obsessions ni compulsions alimentaires !

– la série F –

Il semblerait que vous souffriez de boulimie classique.[5] Il n'y a aucune honte à avoir par rapport à vos pratiques. Vous faites de votre mieux pour gérer

---

4. « Boulimique non vomisseuse », *Diagnostic and Statistical Manual of Mental Disorders [Manuel de diagnostic et statistiques des troubles mentaux]*, 4e édition, p. 547.
5. « Boulimique vomisseuse », *ibid.*, p. 547.

votre vie comme vous le pouvez. Attention toutefois ! Ces pratiques présentent de grands dangers. Comme pour la série C, ne paniquez pas, mais ne restez pas dans l'isolement. Faites vérifier au plus vite votre taux de potassium : un taux trop bas pourrait mettre votre vie en danger. Attention à l'utilisation de diurétiques et laxatifs : ils ne font pas « maigrir », mais peuvent vous déshydrater dangereusement et déstabiliser le fonctionnement de votre côlon.

Si vous vomissez régulièrement, attention aux effets des gaz gastriques sur votre œsophage, votre gorge et l'émail de vos dents. Rincez-vous la bouche avec un désinfectant immédiatement après chaque vomissement.[6] Ne vous lamentez pas, mais cherchez de l'aide au plus vite.

La suite de ce livre vous donnera des pistes de réflexion et des outils pour vous aider à entamer un cheminement afin de vous libérer de ces tendances à trop manger…

J'ai vu beaucoup de client(e)s améliorer leur relation à la nourriture et se libérer de leurs troubles de comportement alimentaire. Si vous perdez espoir, vous pouvez consulter les extraits vidéo proposés par Catherine Hervais.[7] De nombreuses femmes témoignent pour montrer qu'on peut s'en sortir ; elles sont passées par là !

---

6. Conseils du service de traitement des boulimiques du Maudsley Hospital (Londres).
7. Cf. son site Internet indiqué en fin d'ouvrage.

Il est possible que ce livre ne soit que le début d'un parcours vers un mieux-être. Un travail sur vous-même en groupe ou en individuel pourrait faire des miracles tout en vous aidant à accéder à vos trésors intérieurs. Nous verrons en deuxième partie les méthodes thérapeutiques les plus recommandées pour ces problèmes.

Comprendre pour cesser de se faire souffrir

QUE L'ON SOUFFRE de « kilos en trop », d'obsessions de la ligne ou de troubles du comportement alimentaire, on souffre d'un mal plus profond qu'il n'y paraît. Malheureusement, notre attitude trop souvent critique envers nous-mêmes ne fait qu'accentuer le malaise. Or, il suffit souvent de mieux se comprendre pour cesser de se juger avec dureté.

Mon ambition dans ce chapitre est de vous aider à mieux cerner la complexité de ces problèmes aux apparences trompeuses… *ce que cachent souvent les « kilos en trop » et les troubles du comportement alimentaire.*

Le besoin compulsif de manger est un symptôme. Certes, c'est un symptôme complexe qui devient rapidement un problème à part entière, mais il n'en reste pas moins, avant tout, le signe d'un autre problème plus diffus, plus insaisissable: manger peut être le seul moyen à la disposition d'une personne, à un moment donné de sa vie, pour gérer des émotions qu'elle ressent comme insurmontables. C'est aussi la réponse à des appétits profonds et obscurs, des faims émotives plus que terrestres.

Des faims profondes qui n'ont rien à voir avec la nourriture

Lors des diverses explorations du phénomène, il apparaît que la faim de nourriture masque une multitude de « faims » bien plus profondes, complexes et obscures. Chacun possède son lot propre de zones d'ombres et de frustrations selon sa propre histoire et ses circonstances de vie au présent. Voici une liste d'exemples de besoins pouvant se dissimuler derrière une apparente faim de nourriture :

- ❑ Un besoin profond d'affection (chez les célibataires ou les gens qui se sentent incompris au sein de leur famille, de leur couple).
- ❑ Une soif désespérée de temps de qualité pour soi (chez les citadins surmenés, les parents d'enfants en bas âge, les bourreaux du travail).
- ❑ Des besoins sexuels (chez les gens sans vie sexuelle, carencés ou insatisfaits dans leur couple).
- ❑ Envie de gâteries matérielles (chez ceux qui ont du mal à « joindre les deux bouts »).
- ❑ Besoin de compenser des manques au niveau de la reconnaissance sociale :
  - – manque d'écoute, d'attention, de respect des autres.
  - – besoin d'être vu et entendu, reconnu socialement (chez ceux qui se sentent insignifiants, invisibles, sans importance).

– besoin d'être accepté, aimé et respecté pour ce que l'on est vraiment (chez ceux qui ont reçu un amour parental conditionnel ou étouffant ayant affecté le sens de leur identité).

❑ Besoin de se sentir vivant, « terrestre » (chez ceux qui se perdent dans une tendance à l'abstraction et à l'intellectualisme et qui se servent de la nourriture comme d'un ancrage aux réalités terrestres).

Si vous vous reconnaissez dans cette description:

Pause réflexion

Vous arrive-t-il de manger pour combler un besoin autre que purement physiologique?

Faites la liste des « faims profondes » (dont vous avez conscience), qui vous poussent à vous tourner vers la nourriture de façon compulsive.

Suggestions pour aller mieux

1. *Prenez le temps d'examiner en profondeur* quels sont vos vrais besoins, vos vraies « faims profondes ». Malheureusement, beaucoup de nos besoins profonds sont inconscients, ce qui les rend difficiles à identifier. Toutefois, faire la liste de ceux qui vous viennent à l'esprit est un début utile.
2. Une fois les vrais besoins identifiés, *travaillez à les satisfaire*.

   Ne nous leurrons pas; il est certains besoins qui font l'objet d'un processus de travail sur soi de longue haleine. Toutefois, pour les plus immédiats d'entre eux, la prise de conscience et la décision de trouver réponse à ces besoins spécifiques peut faire des miracles.

Par exemple, si vous vous rendez compte que vous avez tendance à ne pas vous sentir respecté(e) par votre entourage, vous pouvez faire une enquête auprès des proches (en lesquels vous avez entière confiance) pour distinguer la part de réalité de la part d'imagination. Une fois au clair, vous pouvez suivre un stage d'affirmation de soi ou vous procurer des guides pratiques pour générer davantage de respect de la part des autres.
Si vous parvenez à rassasier votre « faim profonde », vous n'aurez plus besoin d'avoir recours à la nourriture pour cette faim-là.

Une générosité excessive

Le point commun souvent observé chez ceux qui mangent de façon compulsive est une tendance à trop donner d'eux-mêmes, que ce soit en temps, en affection ou en biens matériels. Il en résulte une sensation de manque à gagner obscur et confus par rapport au monde, une sorte de vide qui demande à être comblé.

Cette générosité excessive peut être le fruit d'une compassion exacerbée ou d'un altruisme excessif poussant la personne à donner plus qu'elle ne peut offrir. Ce faisant, elle met son propre confort émotionnel et/ou matériel en péril. Il peut aussi s'agir d'une difficulté à dire non, par peur des conséquences : la peur de décevoir ou d'être rejeté peut être terrifiante et paralysante. Bien que ces peurs opèrent généralement au niveau inconscient, elles amènent certains à régulièrement dire oui quand ils voudraient dire non. Il en résulte une sensation de frustration, de ressentiment, de colère envers soi-même et les autres, de confusion. Or, manger peut servir de palliatif ou apporter un soulagement temporaire à l'inconfort créé par cette confusion.

Si vous vous reconnaissez dans cette description :

Pause réflexion

Faites la liste des situations dans lesquelles vous avez tendance à donner plus que vous ne voulez pleinement donner ou que vous ne pouvez réellement assumer.

Y a-t-il des personnes dans votre entourage avec lesquelles cette tendance se manifeste davantage ou est plus accentuée ? Y a-t-il des contextes plus propices à ce phénomène ? Y a-t-il des moments de la journée où vous y êtes plus vulnérable ?

Suggestions pour aller mieux

1. *Donnez-vous du temps.*
   Optez pour la formule : « Je dois y réfléchir, je vous donne une réponse demain. » Ainsi, au calme, chez vous, donnez-vous le temps de décider si vous avez envie de faire ce qu'on vous propose, ou bien si vous essayez simplement de faire plaisir en le faisant.
2. *Tirez quelques bénéfices de votre « petit égoïsme intérieur ».*
   Nous avons tous un « petit égoïsme intérieur » que nous assumons plus ou moins bien. C'est un aspect de nous-mêmes qui fait partie intégrante de la nature humaine et de l'instinct de survie. Pourtant, nous n'en sommes pas toujours fiers et

le dissimulons souvent du mieux possible, y compris à nous-mêmes.
Notre masque social sourit et dit : « Prenez, avec plaisir ! » pendant que cette petite partie de nous ressent en sourdine jalousie, ressentiment et convoitise. Souvent, nous ne nous en rendons même pas compte parce que nous refoulons ces émotions dérangeantes, qui menacent notre image positive de nous-mêmes. Notre culture nous y encourage parfois, puisque certaines religions condamnent ces parties de l'être comme pécheresses. Pourtant, elles sont non seulement naturelles, mais aussi universelles.
Écouter le « petit égoïsme intérieur » sans le rejeter est une façon efficace de l'apprivoiser. Paradoxalement, le refouler produit l'effet inverse : c'est l'inviter à agir en cachette, à notre insu, souvent à l'encontre de nos intérêts et de ceux d'autrui. Ayez donc le courage d'explorer vos jalousies, vos colères, vos impulsions mesquines. Nous en avons tous ! Faites-leur de la place dans votre conscience et servez-vous-en pour vous aider à dire non. Vous avez le droit de ne pas toujours faire plaisir, d'être déraisonnable à vos moments, de mettre vos besoins avant ceux des autres. Vous avez le droit de décevoir, de ne pas vous conformer à l'image idéalisée que certains ont peut-être besoin d'avoir de vous. Rien d'anormal ou d'immoral ! Du moment que vous ne laissez pas le « petit égoïsme intérieur » régir votre vie

entière, il peut vous servir d'allié précieux contre le besoin exagéré de faire plaisir ou de dire oui quand vous pensez… non.

Une insoutenable sévérité envers soi-même

Un grand nombre de gens se soumettent à de très fortes pressions intérieures pour être le plus « parfait(e)s » possible. Cette recherche de perfection peut engendrer une dureté hors du commun envers soi, et donc une sévérité exagérée en cas de déception. Pour les obsédés de la ligne, il n'y a pas pire punition que de trop manger ! Se faire vomir ensuite peut aussi faire partie de la punition, de même que se donner des maux de ventre avec de fortes doses de laxatifs.

Si vous vous reconnaissez dans cette description :

Pause réflexion

Vous arrive-t-il de manger pour vous punir ?

Faites la liste des situations où vous avez mangé de façon compulsive par amertume envers vous-même. Si vous êtes boulimique vomitif(ve), essayez d'identifier si vous vous faites parfois vomir pour vous faire souffrir, si vous en faites un rituel punitif.

Suggestions pour aller mieux

1. *Repérez la voix du critique intérieur et donnez-lui une image tangible.*
   Nous avons tous un juge en nous. Il nous est fort utile quand nous avons besoin de faire preuve de

discernement, mais il peut être affligeant quand il se montre trop critique envers nous-mêmes. Ce juge peut être la version intériorisée d'une figure d'autorité, qui a été critique dans notre vie (parent, professeur, patron), ou la conséquence de croyances trop rigides (par exemple, une femme ne doit pas peser plus de X kilos pour être belle, acceptable, digne d'amour, etc.). Essayez donc de repérer les moments où le juge en vous se manifeste de façon critique et donnez-lui une image pour le rendre plus tangible, plus facile à identifier. Par exemple, imaginez-le en archétype (sorcière ?) ou en héros de légende, de roman ou de cinéma. À moins que vous ne préfériez un objet (masque, marionnette, jouet à l'expression critique) ou une photo. Choisissez un support visuel ou imaginaire qui vous le rende plus facile à identifier.

2. *Neutralisez le critique intérieur.*
   On n'est pas toujours conscient de notre dialogue intérieur. Pourtant, il détermine largement notre perception de nous-mêmes et l'effet positif ou négatif qu'il a sur notre système nerveux et notre humeur. De nombreuses approches thérapeutiques suggèrent de travailler sur notre dialogue intérieur afin de transformer notre perception de la réalité et de nous-mêmes. Après avoir donné une image tangible à votre critique intérieur, donnez-en une à votre parent nourricier intérieur qui est son contraire capable de le contrecarrer. Travaillez ensuite à remplacer les mots du critique par les mots du parent nourricier. Par exemple,

essayez de remplacer « Mais quelle nullité vraiment ! » par « Visiblement, aujourd'hui, ce n'est pas ton jour, mais tu fais de ton mieux. »

(Nous examinerons plus en détail des stratégies de dialogue intérieur positif en dernière partie.)

Le rebelle intérieur face au parent tyrannique intérieur

L'Analyse Transactionnelle peut s'avérer très utile en ce domaine. Éric Berne a isolé différents « états du Moi » (parent, adulte, enfant), ainsi que leurs variantes :

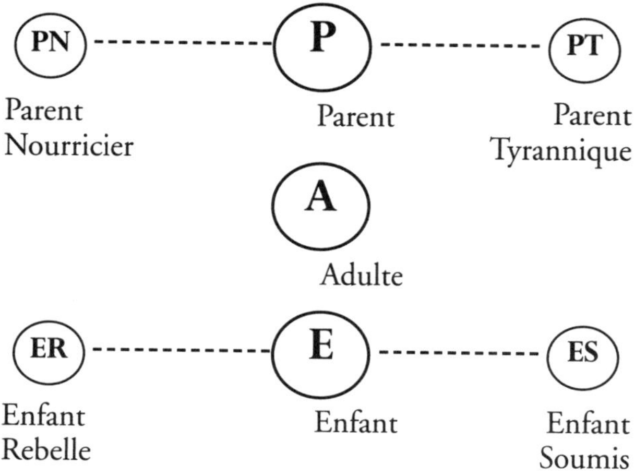

Ces « états du Moi » peuvent être impliqués dans diverses « transactions relationnelles » plus ou moins harmonieuses.

En voici un exemple : si, afin de perdre du poids, vous décrétez que pendant une semaine vous n'avez droit qu'à quelques feuilles de laitue et des œufs durs, rien d'étonnant à ce qu'une partie de vous s'offusque et décide de se rebeller contre votre attitude exagérément tyrannique. Vous êtes alors victime d'un conflit intérieur (transaction relationnelle intrapsychique) engendré par un état du moi « parent tyrannique » trop virulent, qui produit une réaction de l'état du moi « enfant rebelle ».

Ce « rebelle intérieur » (enfant rebelle), bien que salvateur par certains côtés, peut s'avérer très destructeur dans ses actes de rébellion. La révolte contre la laitue se traduit plus souvent par une orgie de gâteaux au chocolat que par un repas équilibré. Par ailleurs, une fois l'énorme gâteau ingurgité, l'état du moi « parent tyrannique » risque fort d'intervenir avec ses tendances punitives, qui ne feront qu'aggraver la situation. Aux prises avec ce conflit, vous courez le risque de faire une crise de boulimie par révolte et par punition tout à la fois. Or, comme punir le rebelle ne fait que l'encourager à se rebeller et que la rébellion encourage la tyrannie, la spirale infernale est enclenchée.

Si vous vous reconnaissez dans cette description :

Pause réflexion

Vous arrive-t-il de manger pour vous rebeller ?

Faites la liste des situations où vous êtes rentré(e) dans cette pâtisserie ou avez acheté cette quiche entière pour vous rebeller contre votre propre tyrannie (ou la tyrannie d'un proche).

Suggestions pour aller mieux

1. *Donnez le plus de pouvoir possible aux autres « états du moi ».*
   Donnez le plus de pouvoir possible à votre état du moi « adulte » qui préfère constater et réfléchir que juger ou critiquer. Ou bien à l'« enfant libre » qui aime se distraire, oublier au lieu de ruminer. En d'autres termes, surveillez votre tendance à la sévérité pour éviter de réveiller sa puissante contrepartie rebelle et vice versa.
2. *Habituez-vous à repérer les mots qui réveillent le rebelle intérieur ou le parent tyrannique intérieur.*
   Généralement les mots suivants sont les favoris du parent tyrannique et de véritables déclencheurs pour le rebelle: *« Tu dois/devrais »*, *« Tu ne dois/ne devrais pas »*, qui sont de subtiles manières de contrôler. Pires déclencheurs encore: *« Tu aurais dû »* ou *« Tu n'aurais pas dû »* qui, en plus de tyranniser, condamnent et culpabilisent puisque l'action est désormais passée et ne peut plus être changée. Une fois les mots déclencheurs repérés, assurez-vous que vous en limitez l'utilisation dans vos dialogues intérieurs de façon à éviter d'inviter cette dynamique intrapsychique problématique. Pour vous « muscler » dans votre lutte, équipez-vous de questions toutes faites plus ouvertes, telles que: Ai-je vraiment envie de faire ceci? Suis-je prêt(e) à assumer les conséquences de mes actes?
   Optez pour un langage intérieur qui vous responsabilise et vous donne le pouvoir de décision « adulte » plutôt qu'un langage qui vous réduit à l'attitude d'un enfant… rebelle.

Deuxième partie

Premières démarches pour s'en sortir

Ne pas rester enfermé dans une prison de honte...

Surtout ne plus rougir de honte !

Il n'y a pas de honte à souffrir. Si vous devez rougir, que ce soit de colère contre ceux qui s'acharnent à ne recruter que des mannequins trop maigres, encourageant les jeunes se dirigeant vers la mode à devenir des obsédés de la ligne, et le reste de la population à essayer de les imiter.

Deux agences de publicité différentes ont osé aller chercher un mannequin à la sortie du service anorexie d'un hôpital britannique. Cette pratique est non seulement dangereuse pour leur « victime » (elle n'était absolument pas en état de défiler dans son état affaibli par sa maigreur), mais aussi scandaleuse quant aux messages donnés à la population. Nous sommes inondés de messages esthétiques incohérents contre lesquels nous ne pouvons que nous rebeller si nous espérons vivre un jour en bonne santé physique et morale !

Si vous-même, lecteur, lectrice, faites partie de ces gens qui vivent dans la honte parce que vous estimez trop manger, que vous souffrez de boulimie ou d'anorexie, je vous invite à vous demander si vous ne portez pas la honte que devraient plutôt porter ceux qui s'acharnent à nous inonder de modèles de corps maladifs, trop souvent maintenus dans ces poids « à la mode » par toutes sortes de moyens dangereux et parfois illégaux !

Ne plus se cacher, ne plus s'emmurer

Vous n'êtes pas seul(e)

Les témoignages sont unanimes : il est très difficile, voire impossible, de s'en sortir seul quand on souffre de troubles du comportement alimentaire.

Si vous n'avez pas le sentiment que votre entourage proche soit susceptible de vous comprendre ou de vous aider, faites appel à des associations spécialisées ou à des spécialistes.

Il y a bon nombre de sources de soutien gratuites (voir liste en fin d'ouvrage) et de professionnels de qualité.

Tout type de soutien offre des avantages et des inconvénients mais pour ce type de problème, les approches thérapeutiques les plus holistiques (approches globalisantes intégrant corps, émotions et esprit) sont les plus efficaces. La Gestalt est particulièrement appropriée car basée sur un travail dans *l'ici et maintenant*, avec une attention aiguë sur le corps. Les approches d'art-thérapie basées sur le processus créatif (et non pas sur l'interprétation du résultat) sont tout aussi recommandées. De façon générale, toute approche humaniste[8], basée sur le dialogue entre thérapeute et client en face à face, permet une confrontation positive qui aide à la « guérison ». De même que toute approche qui insiste sur la mobilisation corporelle, car un travail de réconciliation du corps et de l'esprit est nécessaire.

Pour vous assurer de la qualité d'un thérapeute, servez-vous du bouche à oreille, de sa réputation ou des listes des fédérations de psychothérapie reconnues comme la FFdP[9] et le SNPpsy[10].

Se montrer sélectif dans le choix d'un type de soutien

Certains de mes clients ont trouvé un soutien fort précieux auprès de leur docteur généraliste qui a su leur conseiller des livres ou des services appropriés. D'autres, par contre, sont venus me voir après un long et laborieux parcours de frustration face à l'incompréhension de divers professionnels de la santé, pourtant fort compétents dans d'autres domaines. Les problèmes de compulsion alimentaire ne sont pas toujours très bien compris. Certains professionnels, bien que bien intentionnés, suggèrent des traitements inappropriés.

À titre indicatif, si vous souffrez d'hyperphagie, de tendances boulimiques ou de boulimie, le conseil

8. Analyse Transactionnelle, psychosynthèse, thérapie centrée sur la personne rogerienne, etc.
9. Fédération française de psychothérapie (cf. adresse Internet en fin d'ouvrage).
10. Syndicat national des praticiens de psychothérapie (cf. adresse Internet en fin d'ouvrage).

de suivre un régime strict pour y remédier indique une incompréhension flagrante du problème. S'il est vrai que certains critères favorisant le développement d'une boulimie active sont de sources physiologiques (taux de sérotonine inférieurs à la moyenne, allergies/addictions aux sucres rapides ou au chocolat), l'écrasante majorité des causes sont d'origine émotionnelle. Un traitement n'incluant pas de soutien psychologique est donc forcément insuffisant.

Il en va de même pour l'anorexie. Dans ce cas, toutefois, selon le degré de maigreur, un traitement médical peut s'avérer indispensable et, dans certains cas, précéder le traitement à orientation psychologique.

Il est vraiment très important que vous utilisiez les sources de soutien à votre disposition, mais n'hésitez pas à vous montrer sélectif(ve) et à obtenir plusieurs opinions, si vous ne vous sentez pas en confiance. Il existe des sites Internet de grande qualité (voir liste), mais il en existe aussi de très dangereux. Un site, par exemple, traite l'anorexie comme un exemple à suivre, ne mentionnant pas les risques effroyables liés à cette condition ni à la souffrance qu'elle génère. Soyez donc vigilant(e) !

Servez-vous avec discernement

Les sources de soutien sont nombreuses, mais tout n'est pas bon pour tout le monde. Restez à l'écoute de vos besoins et de vos préférences. Ne vous forcez pas à appliquer des conseils que vous n'aimez pas ; le remède miracle des uns n'est pas la solution des autres. À l'inverse, évitez de « jeter le bébé avec l'eau du bain »...

Par exemple, l'organisation internationale OA (Outremangeurs Anonymes) est très active. Elle propose des réunions de soutien gratuites aux gens qui souffrent de boulimie, d'hyperphagie ou d'anorexie, sur le modèle des Alcooliques Anonymes. Les réunions sont de précieux lieux de rencontre dans lesquels des personnes de tous bords, unis par leur souffrance commune, peuvent s'apporter un précieux soutien fondé sur leur vécu.

Toutefois, tout le monde n'en est pas satisfait : certain(e)s de mes client(e)s m'ont confié leurs réserves quant à ce qu'ils(elles) ressentent comme trop dogmatique dans les principes de l'organisation (les *« 12 traditions »*), alors que d'autres les trouvent rassurants. Il en est qui se sentent obligés de se présenter en s'identifiant à leur souffrance (*« Bonjour, je suis boulimique »*), ce qu'ils trouvent réducteur. Certains se sentent soutenus par le « plan alimentaire », alors que d'autres le trouvent aussi contraignant et dévastateur qu'un régime. Quant au concept d'abstinence (s'abstenir de manger certaines nourritures), certains l'adorent et d'autres le trouvent plus adapté à l'alcoolisme ou la toxicomanie qu'à la nourriture. En effet, classer la nourriture par catégories (autorisées ou interdites) peut accentuer une obsession sur les « plaisirs interdits ».

Ne pas être en adéquation totale avec une source de soutien donnée ne vous empêche en rien d'en retirer malgré tout de précieux bénéfices. Vous êtes la seule personne capable de juger ce qui va vous aider ou avoir l'effet contraire. Donnez-vous le droit de ne prendre que ce qui vous convient : tout modèle a ses limites ; adaptez-le à vos besoins ou rejetez-le s'il manque de souplesse.

L'important est de ne pas rester prostré

Chaque parcours est unique et chaque individu, l'expert de sa propre vie. Que vous fassiez appel à des amis, des membres de votre famille, des associations spécialisées ou à un thérapeute, l'important est de ne pas rester isolé(e), dans le secret de vos souffrances, sans soutien extérieur.

Il y a des gens qui attendent avec impatience de vous ouvrir leur cœur. Ouvrez-vous à leurs cadeaux d'amour et de compassion. N'oubliez pas que vous avez beaucoup à offrir en sortant de l'isolement ! Vous comptez ! Vous êtes unique et important…

Une honte si peu méritée

La majorité des souffrants sont dégoûtés par leurs pratiques et ne dévoilent leur enfer quotidien à personne. Peu parviennent à considérer leur condition avec la compassion qu'elle mérite.

Par ailleurs, l'opinion publique colporte des fausses croyances qui, trop souvent, aggravent à tort cette tendance. Prenons le temps d'en explorer quelques-unes.

Ces fausses croyances trop répandues

J'ai répertorié trois croyances qui me paraissent répandues dans ce domaine. Il y en a beaucoup d'autres que je vous laisse le soin de trouver vous-même.

– Croyance n° 1 –
« Ceux qui mangent trop sont faibles. »

Manger plus qu'on ne le voudrait ou vivre obsédé par la nourriture est le symptôme d'un mal-être, non pas d'une faiblesse de caractère : on trouve souvent ces souffrances parmi des gens qui, par ailleurs, excellent dans leur domaine professionnel, artistique ou intellectuel.

Lady Diana est un exemple type. Qu'on l'apprécie ou non, on ne peut lui enlever le courage qu'elle a démontré en s'impliquant publiquement dans nombre de causes alors taboues. Confier publiquement qu'elle souffrait de boulimie n'étant pas la moindre de ses prouesses…

– Croyance n° 2 –
« Ils(elles) n'ont pas deux sous de volonté. »

Certains souffrants sont excessivement volontaires et se vouent corps et âme à ce en quoi ils croient. Ils ont souvent un courage largement au-dessus de la moyenne.

Le problème est plus souvent une tendance à l'excès (de volonté comme de beaucoup d'autres choses) qu'une tendance au manque. Ils n'ont pas « deux sous de volonté », c'est un fait… ils en ont beaucoup plus !

– Croyance n° 3 –
« Il suffirait de se tenir à un régime… »

Les régimes équilibrés sont appropriés dans certains cas d'obésité, mais le régime n'est pas une réponse à un trouble de comportement alimentaire. Si quelqu'un n'arrive pas à gérer des difficultés existentielles autrement que par l'utilisation abusive de nourriture, ce n'est pas en s'imposant un régime que le problème va se résoudre, au contraire !

Par ailleurs, nous vivons une époque où un poids normal est souvent perçu comme excessif par les femmes. Méfions-nous donc de la culture « régime amaigrissant ». Le recours au régime, loin de remédier à la compulsion alimentaire, peut contribuer à créer le problème. En effet, on observe souvent la spirale descendante représentée page 38.

Antidotes

Voici, ci-contre, un petit exercice destiné à vous aider à contrecarrer les fausses croyances qui vous encombrent :

- Dans la colonne de gauche, faites la liste des critiques explicites ou implicites que vous avez notées lors de l'exercice précédent.
  Si vous avez des difficultés pour en trouver, élargissez votre recherche aux critiques sur les gens qui consomment dans l'excès (alcoolisme, toxicomanie, dépenses compulsives, etc.).
- Dans la colonne de droite, écrivez un jugement basé sur la compréhension plutôt que sur l'ignorance, le blâme ou le rejet.

Commentaires critiques et blâmes	Commentaires basés sur la compréhension
« Ils n'ont aucune ambition dans la vie et préfèrent se goinfrer (ou se saouler, se droguer, dépenser à tout va) que de travailler. »	« Ils ont eu des expériences de vie affectant leur confiance en leur réussite et le seul moyen à leur disposition en ce moment pour supporter leur souffrance est de recourir à la nourriture (ou à l'alcool, la drogue, la consommation exacerbée). »

Privation à cause d'un régime trop strict

↓

Frustrations

↓

Développement d'obsessions sur l'objet
de la frustration : la nourriture

↓

Résistance à l'obsession de plus en plus difficile

↓

La crise : on commence à manger
et on a du mal à s'arrêter

↓

On mange trop

↓

On se sent mal d'avoir trop mangé

↓

On cherche du réconfort pour soulager son malaise,
souvent, dans la nourriture

↓

On se déçoit et on éprouve le besoin de se punir

↓

On mange d'amertume ou on essaie de se purger

↓

Amplification de l'inconfort

↓

Aggravation de la crise

↓

Malaise accru

↓

Besoin désespéré de réconfort, etc.

Rassasier ce cœur qui a faim sans fin

DANS LES CAUSES des compulsions alimentaires le plus souvent répertoriées, le besoin d'affection et l'anxiété arrivent en tête. Nous allons explorer ces deux aspects.

Notre « enfant intérieur » qui demande à être bercé

Dans nombre d'ouvrages, on se réfère à l'enfant intérieur. En Analyse Transactionnelle, on se réfère à des « états du Moi enfant » (cf. 1re partie).

Que l'on sente spontanément la présence de notre enfant intérieur en nous ou non, je trouve l'image évocatrice et ai choisi d'aborder le thème de nos émotions profondes par ce biais. Toutefois, si cette appellation vous gêne, remplacez « enfant intérieur » par « état de l'être le plus profond ». Notez qu'il s'agit de l'enfant en vous aujourd'hui, dans l'*ici et maintenant* (la partie de votre être qui reste enfantine) et non pas de l'enfant que vous avez été durant votre enfance.

Se mettre à l'écoute de nos besoins, les accepter et les combler au mieux

Sous le plus chevaleresque des adultes, se cache une partie de l'être plus vulnérable, qui ressent de l'anxiété, de la peur, de la terreur même, ainsi qu'un besoin viscéral d'approbation et d'affection. C'est dans cette partie de la personne que se nichent les souvenirs les plus lointains, les plus poignants, les plus influents.

Si l'on a intériorisé suffisamment d'approbation parentale, on acquiert naturellement la capacité de se réconforter et de valider ce que l'on ressent soi-même. La partie de notre être capable d'apporter ce réconfort peut être appelée le parent nourricier intérieur.

Ainsi, dans le meilleur des cas, le parent nourricier intérieur est capable d'assouvir les besoins de l'enfant intérieur de façon intrapsychique[11], comme illustré ci-contre.

C'est, en d'autres termes, la manifestation d'une bonne estime de soi, qui permet de vivre relativement libre et de supporter la désapprobation des autres, sans en souffrir exagérément.

Si, au contraire, l'approbation parentale s'est avérée carencée, inconstante ou inadaptée (excessivement protectrice ou retenue et froide, par exemple),

11. Intrapsychique, car il s'agit d'une relation intérieure à notre psychisme entre le parent nourricier intérieur et l'enfant intérieur.

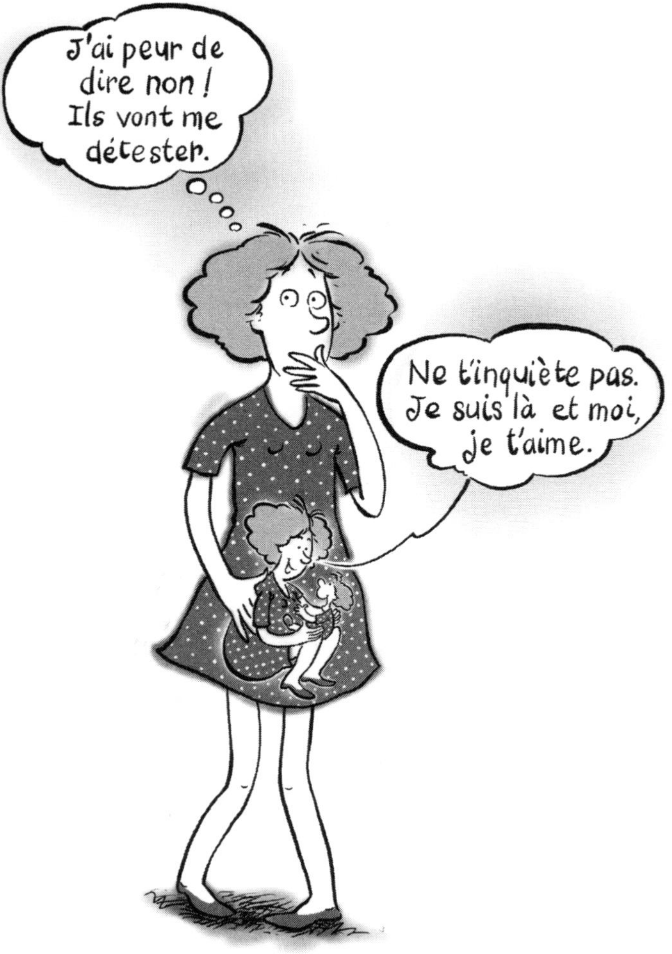
J'ai peur de dire non ! Ils vont me détester.
Ne t'inquiète pas. Je suis là et moi, je t'aime.

L'importance du lien
avec le parent nourricier intérieur

il est plus difficile d'avoir les ressources intérieures pour apporter à notre enfant intérieur l'approbation et la validation dont il a besoin. Dans ce cas, il nous faut passer par une démarche, un cheminement, une décision d'adulte pour pouvoir subvenir à nos propres besoins émotionnels : se souvenir de notre parent nourricier intérieur pour être libre.

Ne pas bafouer notre enfant intérieur

L'enfant intérieur ne se présente pas toujours de façon très claire. Ses besoins s'expriment généralement par des moyens diffus et inattendus. Par ailleurs, les causes de ses états d'âme sont rarement très limpides.

Prenons l'exemple d'une émotion commune, la peur : si certaines anxiétés peuvent être attribuées à des peurs précises et identifiables (à la veille d'un examen ou d'une opération chirurgicale par exemple), d'autres ont des sources obscures et probablement irrationnelles (trembler de peur seul chez soi dans le noir bien qu'en parfaite sécurité). Cependant, pour aussi irrationnelles qu'elles soient, ces peurs n'en sont pas moins réelles dans leur emprise sur notre enfant intérieur. Il est important de ne pas se laisser paralyser par la terreur (enfantine ?) qui nous habite parfois, mais il n'est pas recommandé de la nier ni de la refouler, non plus.

Or, nous refoulons souvent les émotions qui nous « encombrent » sans nous en rendre compte. Nos mécanismes de défense font « leur travail » avec un zèle remarquable.

Se précipiter sur la nourriture de façon compulsive est généralement l'expression d'un mécanisme de défense ; tout comme l'obsession de la ligne ou de la nourriture. Ce sont ce qu'on appelle des « stratégies d'évitement » : des « techniques » utilisées par notre inconscient pour nous distraire de ce qui nous dérange : nos peurs, nos angoisses, nos besoins d'affection et d'approbation, nos colères, nos troubles d'identité, etc.

Il est donc primordial, lorsque l'on souffre de compulsion alimentaire (ou de tout autre conduite addictive), de trouver le courage de ressentir ce que nous essayons de refouler par le biais de la nourriture. Nous devons cesser de laisser nos mécanismes de défense prendre le dessus sur notre libre arbitre.

En d'autres termes, le seul moyen de ne pas bafouer notre enfant intérieur, c'est de lui faire de la place, d'écouter ses pleurs, de ressentir pleinement la vérité de ses émotions, malgré la douleur ou l'inconfort qui leur sont inhérents. Nous verrons en troisième partie, quelques techniques pour y parvenir.

Ne pas laisser notre enfant intérieur nous submerger

Susan Jeffers résume ce que je crois être le secret de la démarche dans le titre original de son livre : *Feel the fear and do it anyway [Ressentez la peur et agissez malgré tout]* [12]. Il ne s'agit pas d'attendre de ne plus

12. Vendu dans les pays francophones sous le titre *Tremblez, mais osez,* Marabout, 2003.

avoir peur pour passer à l'acte ou de n'agir que si on n'a pas peur. Il s'agit au contraire d'être à l'écoute de sa peur, d'en prendre conscience, de s'autoriser à la ressentir et de se prendre malgré tout par la main pour aller aux devants des aventures de la vie que l'on choisit de vivre.

Or, il en va de la peur comme des autres émotions : il est important de faire honneur à cette partie centrale et intime de nous-mêmes qui ressent les émotions le plus violemment. C'est un délicat trésor de sensibilité et d'instinct. Toutefois, il est crucial de ne pas laisser cette partie-là prendre le dessus et nous submerger.

Un travail sur soi devrait offrir des stratégies d'écoute de ce que l'on ressent (de prises de conscience) ainsi que des stratégies de gestion (comment gérer au mieux la sensation une fois identifiée).

Voici quelques exercices simples susceptibles de vous aider à mieux connaître et mieux gérer votre enfant intérieur.

– Suggestions / exercices –

1 *Pour rendre votre enfant intérieur plus tangible,* observez les enfants autour de vous et essayez de vous connecter avec la partie de vous qui leur ressemble, quel que soit votre âge. Si vous avez du mal à avoir une image de votre enfant intérieur, prenez une photo de vous-même enfant pour vous y aider, même si l'enfant en vous aujourd'hui n'est pas l'enfant que vous avez été. Choisissez un objet (une poupée, un nounours, un jouet) symbolisant votre enfant intérieur.

Notez que vous aurez peut-être besoin d'essayer plusieurs symboles avant d'en trouver un qui vous convienne.

2 *Pour soigner votre relation avec votre enfant intérieur.* Une fois votre enfant intérieur identifié, offrez-lui des gâteries autres qu'alimentaires :

- ❑ *des temps de jeu.* À l'âge adulte, cela peut comporter des activités comme aller danser, inviter des amis, aller au cinéma, au théâtre, faire une activité qui vous amuse comme du théâtre en amateur, du clown, du football, de la poterie ou une quelconque activité qui vous donne la sensation de jouer librement.
- ❑ *du temps de qualité.* Selon vos préférences, cela peut se traduire par des promenades dans la nature ou en ville. À moins que vous ne préfériez vous installer confortablement dans un lit douillet, blotti(e) contre une bouillotte bien chaude en hiver, ou dans un jardin l'été, en compagnie d'un bon livre, d'une BD sympa…
- ❑ *des encouragements.* Le réveil vient de sonner, mais vous vous faites un petit cadeau de quelques minutes au lit : « Je peux rester au lit encore cinq minutes à condition d'en profiter pour faire la liste des choses merveilleuses qui abondent dans ma vie : un corps qui fait son travail, une tête capable de comprendre et d'avoir des idées créatives, un toit qui me protège, etc. » À moins que vous ne préfériez en profiter pour lire votre liste d'affirmations positives : « Je suis quelqu'un de bien qui

mérite de vivre dans le bonheur et la paix », « Je mérite le respect des autres et de moi-même », « J'ai le pouvoir de créer la vie que je souhaite vivre », etc.

- ❑ *un soutien émotionnel.* Rassurez-vous quand vous avez peur, donnez-vous l'amour que vous méritez et dont vous avez besoin. Faites appel au parent nourricier intérieur pour apporter tendresse et réconfort à votre enfant intérieur. Trouvez du renfort à l'extérieur ; entourez-vous de gens qui savent prendre soin de vos besoins : des gens sensibles et généreux, capables d'offrir leur temps et leur attention quand vous vous sentez vulnérable. Protégez-vous (et donc protégez votre enfant intérieur) des gens violents, tyranniques ou insensibles. Épargnez-vous les jugements critiques de certains mauvais amis ou de vous-même. Validez votre existence et votre vérité, quelles qu'elles soient.

Si on redéfinissait l'amour ?

L'amour toujours l'amour... mais qu'entendons-nous par « amour » ?

Ces choix qui nous font du mal

Nous limitons souvent notre perception de l'amour à l'amour « romantique », au couple, à l'amour sexualisé. Certes, cette source d'amour offre de précieux moments de bonheur, qui sont parfois empreints d'une réelle validation de ce que l'on est en profondeur. Toutefois, cela n'est pas toujours le cas. Les relations de type amoureux nous exposent à une grande variété d'affects. Parfois, bien qu'imparfaite, la relation nous aide à nous construire, à prendre confiance en nous, à aller de l'avant. Elle prend soin de notre enfant intérieur qui y trouve réconfort, apaisement et encouragements. Parfois, la relation produit l'effet inverse : elle effraie et fragilise notre enfant intérieur. Elle détruit la confiance en soi, décourage et démotive. Dans ces cas, l'adage « Mieux vaut être seul que mal accompagné » prend tout son sens. Il est par conséquent dommage de limiter sa recherche légitime d'amour au domaine du couple et de la rencontre romantique. Sans nier l'importance de l'équilibre sexuel, il est des amitiés plus structurantes et « nourricières » que certaines relations sexualisées. Il est donc important d'être vigilant(e) quant au choix d'un(e) partenaire sexuel(le) et de ne pas idéaliser l'amour romantique.

Ces précieuses sources d'amour qu'on ne remarque pas

Certains expliquent avoir trouvé l'amour dont ils avaient besoin pour se construire à l'âge adulte (en cas de déficience durant l'enfance) dans les recoins les plus inattendus de leur existence.

Au hasard d'une activité culturelle ou sportive encourageant la communication et la coopération, il est possible de rencontrer des gens extrêmement généreux et gratifiants. On peut aussi rencontrer des gens extraordinaires dans des groupes de soutien, des ateliers de développement personnel, des cours et ateliers proposés par diverses associations à but humanitaire, etc.

Avoir au moins un(e) ami(e) capable de vous écouter et de vous réconforter dans vos moments les plus difficiles est un précieux trésor. Si vous avez la chance d'en avoir un ou plusieurs, ne les négligez pas ! Si vous n'en avez pas, donnez-vous les moyens d'en trouver au plus vite ; il y en a qui vous attendent avec impatience.

Notez aussi que les animaux domestiques peuvent parfois constituer des sources inépuisables d'amour et de réconfort. Si votre style de vie vous le permet, pourquoi ne pas adopter un chat ou un chien ?

Cultiver la curiosité envers soi-même et cesser de se juger

« OH NON ! J'AI ENCORE TROP MANGÉ ! » Je suppose que cette exclamation vous est par trop familière ! Vous arrive-t-il d'avoir ensuite un questionnement constructif du type : « Voyons voir ce qu'il m'est arrivé, ce qui m'a poussé(e) à manger ainsi, quelles sont les raisons de mon comportement » ?

Si c'est le cas, bravo ! Malheureusement, la plupart des gens poursuivent plutôt avec une série d'autocritiques du type : « Quel(le) minable ! Quand est-ce que je comprendrai enfin ! ? Je ne suis bon(ne) à rien, quelle honte vraiment ! »

Si vous avez du mal à tempérer votre critique intérieur, j'espère que ces pages vous aideront à remplacer les jugements négatifs contre vous-même par une curiosité saine envers vos fonctionnements profonds.

Paradoxes de la nature humaine

L'être humain n'est pas l'animal le plus simple de la planète ! Polarités et contradictions abondent en chacun de nous. Fritz Perls, créateur de l'approche Gestalt[13], propose entre autres une lecture de la nature humaine à travers ses polarités. Il pense en effet que pour chaque partie de notre être qui exprime quelque chose, il y a une contrepartie (généralement inconsciente) qui incarne son contraire. Cela se manifeste de façon complexe et nuancée, bien sûr. Cette théorie, dite des « polarités », peut au moins nous éclairer sur les tiraillements que nous subissons parfois jusque dans les plus infimes décisions du quotidien.

Roberto Assagioli, créateur de la psychosynthèse[14], propose une carte psychologique de la nature humaine qui, par certains côtés, reprend des aspects de la « théorie des polarités » en Gestalt. Selon lui, notre psychisme serait constitué d'une âme, fondamentale et éternelle, ainsi que d'une personnalité, essentielle mais relativement superficielle et changeante. Cette personnalité serait formée de diverses facettes appelées « personnalités secondaires » ou « sous-personnalités ».

Chacune aurait une existence propre qui ne correspondrait pas toujours à nos aspirations profondes.

---

13. Approche thérapeutique basée sur la phénoménologie, qui se concentre sur la personne dans son ensemble et sur l'*ici et maintenant*.
14. Approche thérapeutique qui considère la personne dans son ensemble, y compris la dimension spirituelle de l'être.

D'où, l'abondance de paradoxes en chacun de nous : notre sous-personnalité « super-santé » veut appliquer tous les « bons » conseils à la lettre, alors que notre sous-personnalité « épicurienne » ne s'intéresse qu'au plaisir. Quant à la sous-personnalité « perfectionniste », elle sabote les efforts des deux autres sitôt que le moindre dérapage gâche la perfection attendue. Cahin-caha, nous nous débattons au mieux dans ces tiraillements ordinaires.

Ambivalence dans le désir d'aller mieux

Il est tout à fait normal de se sentir ambivalent par rapport au changement, même si c'est pour un mieux-être. En effet, pour aussi pathologique qu'il soit, un comportement familier est rassurant. Or, guérir d'un mal qui nous affecte depuis un certain temps équivaut à quitter le familier, ce qui peut générer d'énormes angoisses (inconscientes pour la plupart). Par ailleurs, un dysfonctionnement du comportement remplit une fonction donnée. Il est important de découvrir cette fonction de façon à trouver un substitut qui remplira cette même fonction. Sinon, la disparition du symptôme pathologique laissera un vide qui poussera à reprendre le comportement pathologique.

Portez votre attention sur les parties cachées de votre personne qui tirent bénéfice de la situation telle qu'elle est. C'est dans la résistance, et non pas dans la volonté effrénée, que la réponse au problème va se trouver. En effet, avant d'épuiser votre moteur à accélérer contre un frein à main bloqué, cherchez à débloquer le frein à main ! La plupart du temps, ce qui le bloque, c'est l'ensemble des polarités ou sous-personnalités cachées qui ne sont pas pleinement honorées. Ce sont ces parties inexplorées, bafouées, ces émotions qui sont refoulées parce qu'y faire face fait trop peur, qui nous empêchent d'avancer comme nous le voudrions.

Porter votre attention sur ces parties cachées peut désamorcer ce qui bloque le frein à main et vous libérer durablement.

Ces peurs inavouées mais puissantes

Prenons l'exemple du désir de maigrir : on a souvent l'impression que notre être entier meurt d'envie d'enfiler ce jean dans lequel on ne rentre pas. Pourtant, il est très probable que des sous-personnalités tiennent à garder de l'embonpoint pour des raisons qui leur sont propres. Ces raisons peuvent être irrationnelles, inconscientes, obscures, mais n'en sont pas moins tenaces et légitimes.

Voici une liste de résistances à la minceur souvent répertoriées :

- peur de certaines conséquences négatives associées à l'idée de devenir plus séduisant(e) : se sentir plus visible, plus exposé, plus en proie à d'éventuels prédateurs sexuels ;

– culpabilité (par exemple, celle d'être plus séduisante que sa mère, sa sœur, sa meilleure amie, son ou sa compagne) ;
– peur de générer de la jalousie, de l'envie (et donc des réactions de méfiance, de ressentiment ou d'hostilité) ;
– peur du désir sexuel (en soi, chez les autres) ;
– peur de devenir invisible, de ne plus « faire poids » sur la planète, perdre de sa prestance ;
– peur de se démasquer, de se montrer « nu(e) », sans la « couverture » de kilos ;
– peur de perdre le prétexte idéal pour blâmer ses échecs, pour justifier de ne pas se présenter à certains emplois, auditions, rendez-vous ;
– peur de soi : peur de cette personne parfois inconnue que nous pourrions découvrir si une silhouette à notre goût émergeait (« Et si je devenais une femme fatale, une allumeuse ! ? », « Si je devenais un cruel Don Juan ? ») ;
– peur de perdre un prétexte pratique (par exemple, devoir supporter l'agacement des copains devant notre refus de sortir en boîte, alors que si on met le refus sur le compte de nos complexes, on s'attire compassion et douceur).

Chaque histoire est unique, chaque individu singulier, chacun aura ses propres résistances qui seront absolument légitimes et en accord avec la logique de son histoire propre. Par ailleurs, chacun peut désirer une chose et son contraire : se vouloir séduisant (pour plaire à l'élu de son cœur) mais ne pas avoir à gérer certaines des conséquences de la séduction (la jalousie des autres). Concilier les deux n'est pas tâche facile!

La dynamique dans le désir de « guérison » peut donc être plus complexe qu'elle n'y paraît. Par conséquent, dans ce domaine plus que dans tout autre: patience...

Se méfier de l'impatience

Certains se plaisent à se servir de formules toutes faites: « Si on veut, on peut », et à mal utiliser le langage du libre arbitre et de la responsabilité. Certes, tout est question de volonté mais la volonté d'aller mieux n'entraîne pas automatiquement la capacité immédiate à aller vers un mieux-être.

Pourtant, combien sont ceux et celles qui s'impatientent, qui trouvent qu'ils(elles) ne progressent pas au « bon » rythme!?

Ces victimes de l'impatience constituent des proies faciles pour les marchands de pilules magiques! Les traitements miracles qui promettent monts et merveilles en matière de ligne abondent et trouvent trop souvent un marché juteux de gens désespérés et prêts à tout essayer, à n'importe quel prix.

Désamorcer une dynamique complexe aux sources souvent inconscientes prend du temps. Or, la perspective d'un travail sur soi pendant des mois est moins aguichante que les résultats éclairs promis par le dernier traitement à la mode.

D'un côté, il y a le fantasme, le rêve, qui enrichit les vendeurs de mirages. De l'autre, il y a la réalité qui va prendre du temps mais *vous* enrichir… à vie!

Je conclurai donc avec ce petit trait d'humour qui décrit ce en quoi je crois vraiment: « Patience et persévérance sont les deux mamelles de la délivrance… »

Troisième partie

En route vers la liberté!

Affronter ce qui dérange pour le dépasser

BEAUCOUP DÉCRIVENT leur désarroi devant leur incapacité à retrouver le contrôle de ce qu'ils(elles) mettent à la bouche lorsqu'ils(elles) glissent sur la pente amère d'une crise de boulimie. Comme si « autre chose » venait à les posséder. Comme s'ils n'étaient plus tout à fait eux-mêmes : « Mes gestes deviennent automatiques », « Je mange comme je respire », « J'ai l'impression que si j'arrête de manger, je vais mourir », « C'est comme si j'étais devenu un robot, à croire que je ne suis plus maître de mes gestes ». Certains confient même avoir la sensation d'avoir été ensorcelés, hantés.

Les causes de cet inconfort sont plus prosaïques : une gamme d'émotions refoulées tire une multitude de ficelles qui échappent à la conscience et au contrôle. C'est l'ensemble de ces sensations enfouies et puissantes que j'appellerai ici les « monstres intérieurs ».

À la recherche des monstres intérieurs

Si des monstres vous bloquent la route, il est normal que votre premier instinct soit de fuir ou d'attaquer. Pourtant, le fait d'accepter la présence de ces monstres et de faire leur connaissance peut les transformer en précieux alliés… Ayez donc le courage de faire face à ces monstres qui vous poussent à manger. Peut-être avez-vous tendance à manger pour vous distraire de certaines douleurs de la vie (tristesse, deuil, rejet, abandon, déception, etc.), pour gérer votre inconfort face à des émotions qui sont « taboues » pour vous (désir sexuel, envie, jalousie, convoitise, etc.), à moins que vous ne mangiez pour mieux supporter des états de mal-être flous (crise d'identité, doute, impatience, gêne, timidité, culpabilité, etc.).

Identifier ces zones d'ombre et les explorer n'est pas tâche facile. Pourtant, c'est, à mon avis, le passage obligé vers une libération durable.

Il est facile de jeter tout le blâme sur la boulimie ou l'hyperphagie, de se dire qu'on n'a que ce problème-là. Le seul moyen de réellement désamorcer « ce » problème qui vous empoisonne la vie, c'est d'explorer la variété de difficultés qu'il masque.

Contrairement aux idées reçues, la boulimie n'est pas un problème de nourriture mais de mal-être. La devise de l'association d'aide pour les troubles de comportement alimentaire britannique (EDA) le résume admirablement : « Il ne s'agit pas de nourriture mais d'émotions. »[15]

---

15. « *It is not about food, it is about feelings.* »

Les arts : ces précieuses lanternes pour nous éclairer !

Nul besoin d'être un artiste pour peindre ses colères, pour dessiner ses peurs, pour danser ses angoisses, pour chanter sa tristesse, pour « sautiller sa joie ». Nous avons tous, en nous, une multitude de langages pour exprimer au monde et à nous-mêmes comment nous nous sentons. Utilisons-les !

Pour mettre au clair vos sensations diffuses, essayez-vous aux langages verbaux (écriture automatique, journal intime, poésie) et non verbaux : musique, chant, danse, mime, mouvement, peinture, dessin, marionnettes, jouets, argile, photos, tout ce qui vous tombe sous la main et qui vous attire.

Si vous avez accès à des groupes d'art-thérapie, d'expression corporelle, de psychodrame, de musicothérapie, inscrivez-vous vite ! Si ce n'est pas le cas, investissez dans des pastels ordinaires, des peintures à l'eau, de la pâte à modeler ou de l'argile (les modèles pour enfants sont très abordables !) et laissez-vous aller.

N'essayez pas de faire de belles œuvres. Exprimez simplement ce que vous ressentez en profondeur pour vous défouler et/ou pour vous éclairer un tant soit peu.

Les arts pour ressentir plutôt que refouler

L'important est de trouver le moyen de ressentir vos émotions pour ne pas les refouler. En d'autres termes, il s'agit de trouver des techniques pour tolérer l'intolérable. Tant que votre seule réponse aux émotions trop inconfortables sera de manger, vous serez prisonnier(ère) de la boulimie / hyperphagie.

La prochaine fois que vous éprouverez le besoin compulsif de manger, essayez de vous jeter sur vos pastels plutôt que sur vos biscuits… Ayez des réserves de papier ordinaire, des quantités de pastels, crayons, peintures, et foncez ! Ne vous posez pas de question !

Faites de gros traits baveux, des ronds, des lignes, des gribouillages. Peu importe si vous cassez les pastels, si vous faites un mélange ignoble de couleurs, si vous froissez le papier, si vous le déchirez. Ne vous censurez en rien ! Il ne s'agit pas de faire des œuvres de génie mais de canaliser l'inconfort qui vous habite dans un médium autre que l'ingestion de nourriture.

Il en va des crayons comme des mouvements. Mettez une musique qui correspond vaguement à votre état d'âme et bougez exactement comme vous le souhaitez. Peu importe l'esthétique. Si la rage vous habite, n'hésitez pas à ponctuer vos mouvements de coups de poings sur des coussins (battre des coussins les uns sur les autres défoule merveilleusement !). Si vous être en proie à la tristesse, au désespoir, donnez-vous le droit de vous rouler par terre, de « hurler la mort » (après avoir averti les voisins !), de vous blottir contre un fauteuil, comme un bébé contre le sein. Si vous avez peur, dessinez des personnes ou des lieux réconfortants. Rassurez-vous auprès d'un bouddha rieur, d'une statuette de sage, de magicien bienveillant, d'une ambiance féerique. Ayez toujours près de vous des représentations d'endroits protégés, de refuges qui peuvent vous rassurer (nous verrons comment créer un refuge intérieur ultérieurement).

Laissez votre imagination guider la danse. La seule précaution nécessaire (et importante) : restez toujours dans les limites du « conteneur » que vous aurez auparavant délimité et qui vous servira de « garde-fou ».

Qu'est ce qu'un « conteneur » ? C'est très simple. On pourrait aussi l'appeler cadre dans l'espace, le temps et la matière. Si vous dessinez sur une feuille de papier, la feuille sert de « conteneur ». Si vous faites un objet en argile, l'objet lui-même forme un « conteneur ». Par contre, si vous dansez, si vous vous exprimez en mouvement ou en psychodrame, délimitez un lieu et un temps pour former le « conteneur » : une pièce donnée, ainsi qu'un rituel d'ouverture et de fermeture. Par exemple, faites sonner des cloches tibétaines et allumez une lampe particulière pour marquer le début de votre session d'exploration/défoulement, puis faites sonner à nouveau les cloches et éteignez cette lampe pour marquer la fin de ce moment particulier. Ce petit rituel formera le « conteneur », le cadre espace-temps. Vous pourriez aussi fermer les volets (pour ne pas être vu(e) des voisins) pour commencer, puis les rouvrir pour terminer. Un changement d'éclairage peut radicalement changer l'ambiance d'un lieu, ce qui constitue un excellent type de « conteneur ».

Il est important que vous trouviez le moyen de vous signifier clairement, grâce à des signes tangibles et concrets, que vous entrez dans un espace d'exploration intérieure et de défoulement, puis que vous en sortez (comme si vous entriez puis sortiez d'une pièce particulière). Ainsi, si, pendant l'exploration, vous avez l'impression d'aller trop loin et que cela vous donne le vertige, vous avez un rituel en place pour arrêter immédiatement et retrouver les repères familiers de votre vie habituelle. C'est une discipline d'importance capitale. Ne la négligez donc surtout pas. Une fois ce rituel en place, quartier libre !

Utilisés avec la conscience constante de l'importance du « conteneur », les arts peuvent faire des miracles et vous épargner bien des crises de boulimie. Il serait donc dommage de vous en priver !

Stratégies contre les obstacles susceptibles d'apparaître

UN AUTRE MERVEILLEUX OUTIL à votre disposition sur la route de la libération, c'est votre intellect. Grâce à une réflexion guidée, vous pouvez découvrir de précieuses informations sur la dynamique qui vous entraîne dans la spirale infernale du manger compulsif, et parvenir ainsi à en être moins la victime.

Tableau A : Identifier les éléments déclencheurs

Remplir le tableau demandera de la discipline et de la régularité (cf. page suivante).

La colonne 4 risque de vous poser quelques problèmes. Il s'agit en effet, pour cette colonne, de repenser aux circonstances qui ont précédé la crise et de prendre le temps d'examiner ce que vous auriez pu ressentir si vous ne vous étiez pas censuré(e). La tâche peut s'avérer délicate puisque, bien souvent, l'autocensure s'opère inconsciemment.

Vous pouvez bien sûr vous servir des arts explorés précédemment pour cette introspection. À moins que vous ne préfériez la « technique cinéma » expliquée ci-dessous.

La technique cinéma

C'est une technique simple et ludique : imaginez un personnage de cinéma qui jouerait votre rôle et placez-le dans les circonstances que vous avez identifiées comme précédant une crise. Le personnage peut avoir votre apparence ou une apparence différente, au choix.

Revoyez la scène que vous avez vécue et imaginez que c'est le « personnage de film » qui la vit à votre place. Évidemment, ce personnage a le droit d'être aussi déraisonnable, irrationnel et inconséquent qu'il le souhaite, puisqu'il est protégé par la dimension fictive du médium.

Imaginez quatre versions du film au minimum, comme dans l'exemple qui suit.

Suite à une petite erreur de Marilyn, son mari lui fait des remontrances sur un ton agressif et lui fait une remarque vexante :

– *Version A :* Marilyn éclate en sanglots.
– *Version B :* Elle le regarde droit dans les yeux, tourne les talons et part faire sa valise.

La crise	Avant la crise			Après la crise
1. Date et heure	2. Circonstances	3. Sensations et émotions ressenties	4. Émotions peut-être refoulées.	5. Le point sur les éléments déclencheurs
3 juin, 18h00	*Après une session shopping avec ma sœur que j'ai trouvée pesante.* *Un événement blessant: le vendeur lui a fait les yeux doux et ne m'a même pas vue.*	*Malaise.* *Je me sentais grosse, pas à la hauteur, invisible, insignifiante, amère, impatiente.*	*Envieuse de la minceur de ma sœur, sa confiance en elle, en ses goûts.* *Jalouse de l'attention qu'elle reçoit.* *Vexée par son regard critique quand j'ai mis la robe rouge.*	*Besoin de réconfort, « je mange pour avaler mes larmes ».* *Rébellion contre le regard critique de ma sœur.* *Pour oublier mes émotions que je trouve laides et dont j'ai honte.*
4 juin, 10h30	*Avant d'aller retrouver cette ancienne collègue qui avait insisté pour qu'on se voie.*	*Appréhension, nervosité, tensions dans le haut du dos.*	*Peur de me laisser envahir par son côté intrusif, trop indiscret.* *Désapprobation de sa mentalité.*	*Peur de l'invasion.* *Difficulté à dire non.* *Peur de faire mal en refusant de voir quelqu'un.*

– *Version C:* Elle s'approche de lui avec assurance et lui rappelle en parlant calmement qu'il a lui-même fait une erreur similaire la veille.
– *Version D:* Elle pousse un long soupir exaspéré, prend une pile d'assiettes et la jette au sol en hurlant: *« Je n'en peux plus! »*

Lorsque vous avez imaginé les différentes scènes, identifiez les émotions susceptibles d'avoir justifié la réaction montrée dans chaque version comme dans l'exemple examiné:
– *Version A:* Humiliation, rejet, abandon, déception, tristesse, frustration, exaspération, rage?
– *Version B:* Colère, rébellion, impulsions violentes exprimées dans le regard, besoin de se venger, besoin de quitter un environnement hostile, exaspération?
– *Version C:* Rébellion accompagnée d'autovalidation, respect de soi, vengeance froide?
– *Version D:* Exaspération, rage, désespoir, besoin de défouler des impulsions violentes et destructrices, provocation?

Notons que j'ai tenu à terminer les listes par des points d'interrogation parce qu'il est important d'adopter une attitude d'humble explorateur, ouvert à toutes les éventualités. Trouver des questions et des pistes de réflexion vous aidera davantage qu'une liste élaborée de réponses figées.

Une fois l'exercice terminé, examinez dans la liste des émotions par scénario, celles qui sont susceptibles d'avoir été présentes en vous. Il se peut que toutes aient cohabité, semant la confusion. Certaines émotions sont librement exprimées et ressenties au sein de certaines familles, mais extrêmement taboues chez d'autres. Il est donc naturel que certaines émotions soient facilement ressenties et/ou exprimées chez les uns et systématiquement refoulées chez les autres.

À vous de reconnaître vos zones taboues qui recèleront de précieux secrets à découvrir.

Tableau B : Stratégies pour éviter les terrains minés

Le tableau B (voir exemple page suivante) devrait vous fournir des stratégies pour contourner les pièges.

Lorsque vos deux tableaux seront remplis (essayez de répertorier au minimum dix crises), vous aurez sans doute une idée plus claire des situations et émotions qui vous poussent à vous tourner vers la nourriture, ce qui devrait vous aider à limiter le nombre de crises ainsi que leur gravité.

Mais, surtout, n'oubliez pas les dangers de l'impatience ! Essayez de considérer chaque pas vers le mieux-être comme une grande victoire digne d'être fêtée. Même si le pas ne vous paraît pas assez grand !

Lors...	J'aurais pu, à la place...			
de la crise du :	...me soulager sans manger.	...ressentir pleinement mes émotions.	...me dire ces mots pour me calmer.	...exprimer mes émotions plutôt que manger.
3 juin, 18h00	*Téléphoner à un membre de Outre-mangeurs Anonymes.* *Dessiner mon inconfort.* *Écouter de la musique et danser.* *Décrire mon malaise sur mon journal intime.*	*Prendre le temps de respirer et de me connecter aux émotions diverses ressenties, même si je les trouve honteuses et laides. Elles sont la vérité de ce que je ressens et ne m'empêchent pas d'aimer ma sœur, par ailleurs.*	*J'ai le droit de ressentir ce que je ressens.* *Mes émotions sont légitimes. Tout humain ressent parfois de la jalousie, de l'envie, de la rage envers ceux qu'il aime.*	*Laisser mon désarroi s'exprimer librement : pleurer à grosses larmes, taper sur des coussins de rage, peindre ou chanter ma douleur. Écrire des insultes en grosses lettres et déchirer la feuille en mille morceaux.*
4 juin, 10h30	*Annuler ce RDV qui me pesait et ne m'apportait rien.*	*M'autoriser à m'avouer que je ne lui fais pas confiance.*	*Je fais confiance à mon instinct et suis ses conseils : j'ai le droit de dire non.*	*S'il fallait y aller, y aller avec mes émotions plutôt qu'avec du chocolat...*

Mettez du soleil dans vos bagages pour que les obstacles fondent d'eux-mêmes

NOUS VENONS D'EXPLORER diverses techniques d'exploration et de gestion du problème. Nous allons maintenant voir la partie la plus ensoleillée de l'aventure : des suggestions pour créer une vie plus lumineuse au quotidien, de façon à limiter le besoin de compenser un état de mal-être avec de la nourriture.

Les bagages

Vos bagages sont-ils prêts ? Récapitulons, liste en main :

- ❑ Des informations vous aidant à mieux vous comprendre (cf. 1re partie).
- ❑ Une liste de lieux d'escales possibles pour reprendre votre souffle et « recharger vos batteries », dans lesquels des compagnons de voyage vous attendront avec disponibilité et

sourire (Outremangeurs Anonymes, un groupe de soutien, un(e) ou plusieurs ami(e)s sincères, un(e) psychothérapeute, un coach personnel, etc.).

- ❑ Un biberon d'amour tendre pour votre enfant intérieur que vous gâtez avec un temps de jeu, un temps d'écoute, un temps de qualité, etc.
- ❑ Un élan jovial de curiosité envers vous-même, vos mystères et paradoxes.
- ❑ Un regard tendre et amusé envers vos contradictions et ambivalences.
- ❑ Une besace de stylos, crayons, pastels, peintures, argile, feuilles de papier ordinaire, cassettes ou CD préférés, pâtes à modeler, jouets et tout autre outil créatif qui vous tente.
- ❑ Un recueil « fait maison » d'obstacles à éviter et de stratégies personnalisées pour les dépasser.
- ❑ Un coulis chaud de compassion avec vous-même.
- ❑ Un nappage très épais de patience.
- ❑ Le tout enveloppé d'acceptation de la nature humaine dont vous faites partie, avec ses sublimes beautés et aussi… ses inévitables laideurs.

Si tout y est, votre besace est désormais prête. Il est temps de la saupoudrer d'optimisme, de la baigner de soleil et de la mettre à l'épaule pour vous élancer !

BON VOYAGE !

Première escale : L'île aux trésors cachés

Le voyage commence par une quête intérieure, la recherche de votre « île aux trésors ».

L'envolée intérieure vers un havre de paix

Il s'agit ici de créer un havre de paix intérieur dans lequel vous pourrez vous réfugier à tout moment et vous y reposer en paix, sans bourse délier. Ainsi, quand la vie vous sera cruelle ou difficile et que vous ressentirez le besoin compulsif de manger, vous pourrez essayer de résister en vous réfugiant dans votre havre de paix, toujours à votre disposition, à l'intérieur de vous.

Toutefois, n'attendez pas d'être en crise pour le créer ; cela vous demanderait un effort que vous ne pourriez pas affronter à ce moment-là. Donnez-vous du temps maintenant, tout de suite. Créez-le immédiatement, au fil de ces pages.

Dès qu'il sera créé, allez-y le plus régulièrement possible pour qu'il devienne partie intégrante de votre quotidien et de vos repères familiers.

– Pause création –

Débranchez le téléphone, installez-vous où vous pouvez vous assurer qu'on ne vous dérangera pas, et glissez-vous sur le tapis volant de votre imagination.

Laissez vous porter jusque dans des contrées lointaines. Laissez le temps à votre imaginaire de s'échapper vers un paysage idyllique, exactement à votre goût, et de préférence purement fictif (pour éviter toute intrusion de souvenirs).

Si votre imagination a besoin d'être stimulée, feuilletez un livre de photos de voyages, de beaux paysages, de lieux de retraite spirituelle, d'intérieurs agréables. Vérifiez aussi si votre cœur sourit à la lecture des mots suivants :

- ❏ au bord de la mer,
- ❏ dans une forêt,
- ❏ dans un pré,
- ❏ sur une montagne,
- ❏ dans un jardin arboré et fleuri,
- ❏ au bord d'un cours d'eau,
- ❏ dans une villa ensoleillée,
- ❏ dans un chalet chaud et coquet,
- ❏ dans une petite pièce aux tons chaleureux,
- ❏ dans une grande pièce aérée.

Dès qu'un environnement vous paraît sécurisant et agréable, installez-vous-y confortablement et façonnez-le à votre guise. Faites-en votre « jardin d'Éden », celui pour lequel vous n'avez pas à vous préoccuper d'en payer l'achat, la location ou… les impôts fonciers !

Notez que vous pouvez cumuler plusieurs lieux. Voici un exemple : une petite pièce aux tons chaleureux accolée à une grande pièce ensoleillée, dans une coquette demeure parée de grandes baies vitrées. À l'Ouest, vue sur un jardin arboré et fleuri, traversé d'un ruisseau. À l'Est, vue sur une superbe montagne, comme vous les adorez. Plein sud, la terrasse qui donne sur une crique, ouvrant sur une vaste étendue de mer bleu turquoise…

Pour que le lieu vous paraisse réel, donnez-vous le temps d'en peaufiner la perception : quel temps fait-il le jour de votre première visite ? Quelles sont les couleurs dominantes ? Quelle est la température ? Quelles sont les senteurs ambiantes ? Laissez glisser vos doigts sur certains éléments de ce lieu imaginaire et idyllique (végétation, galets, tissus agréables au toucher) et concentrez-vous sur la sensation que vous éprouvez (en pensée) à leur contact. Restez dans ce lieu aussi longtemps que votre attention vous le permet. Donnez-vous le temps d'en savourer la beauté et l'ambiance.

Notons que certaines personnes trouvent ce type d'exercice extrêmement difficile. Ne vous jugez pas avec dureté si c'est votre cas. Certains, pourtant très créatifs par ailleurs, n'y arrivent pas du premier coup. Persévérez et aidez votre imagination avec davantage de stimulants, type photos, cartes postales, peintures, musiques, senteurs, choses agréables au toucher, etc.

Notons aussi que si vous avez des difficultés à opérer un choix, il est possible que plusieurs paysages répondent aux besoins de plusieurs sous-personnalités différentes.

En somme, toute difficulté est intéressante à remarquer et vous révèle de précieuses vérités. Si vous persévérez, le ou les paysage(s) qui répond(ent) le mieux à vos besoins, à ce moment précis de votre vie, finira(ront) par se présenter à vous.

Patience et persévérance…

La photo souvenir

Lorsque vous aurez une image suffisamment claire de votre havre de paix, faites-en une représentation qui en capture la saveur, la texture, la couleur, de façon à lui donner une substance dans le monde réel. Ainsi, vous ne devrez pas exclusivement compter sur votre mémoire et votre imagination pour vous souvenir de votre refuge sacré ; une représentation tangible pourra vous servir d'aide-mémoire.

Vous pouvez peindre ou dessiner votre image, trouver des photos qui s'en approchent ou faire un collage qui en représente des aspects particuliers.

Ne soyez pas trop perfectionniste. Il s'agit ici de traduire votre paysage intérieur en quelques traits qui en esquissent une vague sensation. Ce ne sera jamais identique à votre vision intérieure (à moins que vous n'ayez un talent exceptionnel de dessinateur).

Le coffre-fort des trésors cachés

Dans votre « île aux trésors », il y a quelque part un coffre-fort qui contient de fort précieux enseignements. Laissez venir à vous l'image de votre « coffre aux trésors » dans votre lieu de retraite. Peut-être est-il en évidence ou bien est-il dissimulé. Il se peut qu'il se trouve dans une cachette que vous seul(e) connaissiez (perché sur un vieux mur, dissimulé dans des buissons, derrière un vieil arbre, au fond d'une grotte, sous un plancher, au coin d'une cave).

Lorsque vous avez trouvé votre coffre aux trésors, serrez-le contre vous et savourez-en l'existence.

À l'intérieur, se nichent vos qualités. Celles que vous connaissez, mais aussi celles qui sont encore cachées, vos potentiels inexplorés, vos alliés encore inconnus. Imaginez un rituel avant d'ouvrir le coffre. Il peut être aussi réaliste ou surréaliste que vous le souhaitez. Vous pouvez par exemple imaginer une vieille clé qui va déverrouiller la serrure en grinçant. À moins que vous ne préfériez murmurer une formule magique du type « Abracadabra ! », ou saupoudrer le coffre de « poussière étoilée ». Toute cette préparation sert à vous aider à vous concentrer, c'est un cheminement méditatif qui est destiné à vous libérer des pensées ou obsessions de la journée pour vous rendre plus ouvert(e) aux trésors que cette activité recèlera, je l'espère, pour vous.

Ouvrez le coffre et laissez-en sortir les vérités qu'il est prêt à vous confier à cette occasion précise :

- ❑ vos qualités (depuis les moindres, jusqu'aux plus marquées),
- ❑ vos dons, vos atouts naturels,
- ❑ vos potentiels (manifestés ou inexplorés),
- ❑ les belles choses de la vie auxquelles vous avez la chance de goûter,
- ❑ de beaux souvenirs qui mettent en évidence une ou plusieurs de vos qualités,
- ❑ vos alliés, ceux qui vous aident à vivre :
  - – des gens précieux dans votre entourage,
  - – des modèles,
  - – des auteurs qui vous inspirent,

– des personnages de films,
– des héros et héroïnes,
– des animaux.

Un exemple : dans le coffre de Nicole, savez-vous ce qu'il y a ?

- ❑ sa capacité à être ponctuelle, à gérer ses finances pour pouvoir payer ses factures à temps, à supporter des activités professionnelles rébarbatives, fatigantes, etc.
- ❑ sa capacité à s'amuser quand elle croise des enfants ou quand elle se trouve avec des gens en qui elle a confiance,
- ❑ son potentiel inexploré en poterie et jardinage,
- ❑ le bonheur de se réveiller chaque matin dans un corps plutôt sain, qui lui permet d'aller où elle choisit d'aller,
- ❑ ses livres adorés qui lui permettent de s'évader quand elle en a besoin,
- ❑ le souvenir de cette occasion où X lui a dit qu'il la trouvait agréable,
- ❑ le souvenir du sourire chaleureux de l'épicière hier, celui du facteur ce matin,
- ❑ sa capacité à être une amie loyale, fort appréciée de ses proches.
- ❑ Il pourrait aussi y avoir des ressources illimitées d'idées amusantes, de couleurs, de rencontres passées, de potentielles rencontres futures, de gens variés, grands, petits, jeunes et vieux.

Offrez-vous un beau carnet de notes, vraiment à votre goût, et faites-en un objet vraiment spécial (recouvrez-le d'un tissu que vous aimez, collez des perles sur la couverture, des rubans, etc.). Vous pourrez vous en servir pour noter à l'intérieur tout ce que votre coffre aux trésors vous révèle, jour après jour.

Deuxième escale : Trésors ancestraux

Mythes et rites

De tout temps, en tous lieux, les humains se sont regroupés en tribus ou en sociétés partageant le même langage (ou en créant un) et un tronc commun de croyances qui leur permettaient d'appréhender le monde extérieur de façon plausible et rassurante.

Les mythes permettaient, en partie, de donner une explication aux phénomènes inexpliqués, d'encourager le sentiment d'appartenance et d'identité culturelle. Les rites, quant à eux, permettaient de se rassurer (conjurer le mauvais sort) de se donner une sensation de pouvoir sur les éléments ainsi que des repères dans le temps.

Nous vivons aujourd'hui dans un monde de variété culturelle nous donnant la possibilité de choisir nos propres mythes et rites. Il ne tient donc qu'à nous de faire une démarche propre pour subvenir à nos besoins de points de repère et d'appartenance à un groupe de référence.

– Mythes –

Grâce aux bibliothèques municipales, nous pouvons nous laisser porter par toutes sortes de poésies et mythologies : gréco-romaines, celtes, africaines, hindoues, etc. Nous pouvons nourrir notre imaginaire des histoires qui touchent notre sensibilité, qui sont en accord avec nos valeurs. Chaque mythologie contient pléthore d'histoires. À nous de choisir celles qui nous aident à vivre.

Inspirez-vous des héros et héroïnes qui vous plaisent, qui vous servent de modèles positifs. Enrichissez votre monde intérieur de mythes qui vous parlent, d'histoires qui vous aident à vivre, qui vous aident à structurer votre réalité de manière satisfaisante.

– Rites –

Traditionnellement, les moments importants de la vie sont marqués par des rites (de passage pour la plupart). Nous en avons encore certains, mais beaucoup sont en voie de disparition (par exemple, dans la religion catholique, la communion solennelle qui annonce, en partie, le début de l'adolescence). N'hésitez donc pas à vous montrer inventif(ve) dans la création de rites qui vous aident à vivre. Les rites sont plus structurants qu'ils n'y paraissent et nos sociétés souffrent parfois de leur disparition. Pour commencer, vous pourriez créer vous-même un rite pour signifier votre départ sur le chemin de la libération. Vous pourriez, pour l'occasion, vous offrir un objet symbolique que vous pourriez garder avec vous toute la journée (beau stylo, porte-clefs, bijou, foulard), qui marquerait ce point de départ. Vous pourriez décider de n'utiliser cet objet pour la première fois qu'après avoir eu votre petite cérémonie d'ouverture (en solo, si aucune compagnie ne s'y prête confortablement).

– Un rite créatif et original pour votre « cérémonie d'ouverture » –

Vous pourriez choisir une musique qui vous est particulièrement chère et organiser une sorte de coin sacré, un sanctuaire, avec encens et bougies dans un coin de votre chambre ou de votre salon. Dans ce coin sacré, vous pourriez placer la « photo souvenir » de votre île aux trésors, votre « carnet de notes très spécial » prêt à accueillir les trouvailles du coffre aux trésors, un cahier d'introspection contenant les tableaux A et B prêts à être remplis, la besace de crayons, peintures, papiers, etc.

Au milieu du coin sacré, vous pourriez déposer l'objet symbolique que vous avez choisi dans un paquet cadeau, prêt à être ouvert et porté pour la première fois, « en grande pompe ».

Ce rituel pourrait devenir un souvenir important qui donnerait tout son sens à votre objet symbolique-cadeau. Prenez quelques photos de ce moment ; vous pourriez les coller sur la porte du frigo ou des placards. Ces photos pourraient devenir des repères qui pourraient vous aider à résister à « la » bouchée de trop, vous aider à rester patient(e) en cas de rechute, à vous rappeler le besoin de vigilance contre votre critique intérieur, etc. Vous pourriez en faire un véritable événement qui signifierait à vous-même que vous êtes en train de commencer un chapitre important de votre vie.

Ne vous privez pas de créer des rituels à votre guise. Les repas « à la française » sont extrêmement ritualisés : on met la table, on souhaite « bon appétit », on mange l'entrée avant le plat de résistance, le fromage avant le dessert, etc.

Une crise de boulimie est généralement le contraire. Le choix des aliments est chaotique, ils sont souvent avalés debout, sans couverts, dans le désordre, rarement chauffés, pas toujours cuits. D'où l'importance des rituels pour contrecarrer les sensations de chaos et vous aider à structurer votre vie. Un début, qui peut vous aider, à terme, à mieux structurer vos repas…

– Remplacer les rites négatifs par des habitudes positives –

❑ *« La » bouchée de trop.*

Si vous avez été éduqué(e) avec la devise « Finis ce qu'il y a dans ton assiette », vous avez un rite à désapprendre de toute urgence. Honorez-vous désormais de laisser systématiquement quelque chose dans votre assiette. Pour être à l'écoute de votre appétit réel, vous devez vous astreindre à cesser de manger, la seconde où vous vous sentez rassasié(e). Une seule bouchée de plus devient trop souvent la bouchée de trop.

Si jeter de la nourriture vous est insupportable, habituez-vous à garder des restes, aussi minimes soient-ils. Ne transformez pas votre estomac en poubelle. S'il y a des restes, ils sont pour le frigo ou la poubelle ; pas pour votre estomac ! Ce tout petit changement peut faire une très grande différence.

Beaucoup de crises de boulimie sont en effet déclenchées par la bouchée de trop et la spirale descendante qu'elle peut engendrer parfois.

Dans le même registre, si vous avez tendance à manger pour vous assurer que vous n'aurez pas faim plus tard dans la journée, prenez plutôt l'habitude de toujours transporter de la nourriture avec vous (des barres de céréales, bananes, aliments non périssables et faciles à grignoter), de façon à ne jamais vous sentir privé(e) de nourriture si vous avez faim et donc ne plus avoir besoin de manger au-delà de votre faim « en prévision », « au cas où », « pour plus tard ».

❑ *« Je mange, donc je suis… chez moi. »*
Souvent, manger constitue un rite de bienvenue chez soi. Or, remplacer ce rituel par un autre pourrait s'avérer plus facile que vous ne le croyez et vous épargner bien des crises.

– Autres rites de bienvenue chez soi –

❑ *Vérifiez vos courriels (e-mails).*
Si vous remplacez le tour de la cuisine par le tour de vos courriels, vous vous distrairez peut-être plus vite que vous ne l'imaginez du besoin obsessionnel de manger. Surtout si vous entretenez une correspondance riche avec des amis par Internet. Si vous n'avez pas assez d'amis existants, vous pouvez surfer sur Internet pour trouver un site qui vous intéresse. Il y a de nombreux forums en ligne qui peuvent vous apporter des contacts très stimulants.

❑ *La salle de bains sacrée.*
Vous pouvez aussi remplacer le tour de la cuisine par le tour de la salle de bains : prendre systématiquement une douche ou un bain en arrivant chez vous. D'autant que l'expérience peut facilement se transformer en moment quasi sacré si vous agrémentez le tout de quelques accessoires : encens, essences aromatiques, chandelles, musique relaxante, etc.

Il est courant chez les gens qui souffrent de leur comportement alimentaire de ne pas aimer leur corps. Essayez d'avoir quelques minutes de relation supportable (harmonieuse ?) avec votre corps, pendant lesquelles vous ne vous occupez surtout pas de l'esthétique, mais seulement de la sensation, de l'expérience sensuelle de l'eau (ou d'une crème) sur la peau, de la douceur de la peau, etc.

❑ *La pause synthèse de la journée.*
Donnez-vous le temps de faire le point sur votre journée en vous efforçant de vous concentrer sur les aspects positifs : les bons moments, les petits succès, les petites attentions prodiguées ou reçues, tous ces petits bonheurs ordinaires qui passent trop souvent inaperçus. Lors d'un bain chaud, avant ou après une mini-sieste, assis(e) devant un paysage agréable, passez en revue tous ces petits cadeaux de la vie pour les savourer pleinement. Évadez-vous ensuite sur votre île aux trésors et vérifiez ce que votre coffre aux trésors est prêt à vous révéler à ce moment précis.

Méditation

Il existe une grande variété de formes de méditation et de nombreux ouvrages qui les décrivent.

On peut se sentir intimidé par le mot « méditation » qu'on associe parfois à des pratiques religieuses. Il en est pourtant de fort simples que vous avez très probablement pratiquées spontanément, sans le savoir : devant un paysage qui vous émeut, en faisant du jardinage ou du bricolage, parfois même du nettoyage.

Il s'agit plus d'une « intention » que d'une activité en particulier. Si vous faites votre ménage en vous concentrant pleinement sur ce que vous êtes en train de faire, en prenant toute la mesure du bien que vous vous prodiguez grâce à votre effort pour améliorer un lieu de vie, vous vous mettez dans un état quasi méditatif. Concentrez-vous sur *l'ici et maintenant*. Si vous arrivez à réellement vivre le présent, vous faites des prouesses de style méditatif.

Généralement, les gens qui souffrent d'obsessions et de comportements compulsifs ont du mal à vivre au présent. Tout ce qui peut vous aider à vous ancrer dans le présent est donc à encourager.

La base de la méditation (et de la vie, du reste) est la respiration. En cas de moment difficile ou de crise, essayez de faire une pause et de vous concentrer sur votre respiration. Mieux encore, essayez de la ralentir. Rien de plus simple, mais ô combien efficace pour se recentrer et se calmer !

Inspirez sur 2 ou 3 secondes, retenez la respiration pendant 2 secondes et expirez sur 3, 4 ou

5 secondes, retenez à nouveau la respiration pendant 2 secondes. Recommencez au moins dix fois. Expirer plus lentement que l'on inspire procure une sensation de calme et de paix.

Troisième escale : Trésors des temps modernes

Neurobiologie

Il y aurait de quoi remplir un livre entier si l'on entreprenait de décrire les merveilles du système nerveux humain. Je soulignerai seulement l'impact de nos choix sur nos humeurs et l'impact de nos humeurs sur nos hormones, en particulier sur le taux de sérotonine (hormone dite du bien-être, de la clarté de pensée et de la bonne humeur).

Une expérience simple[16], effectuée auprès de sœurs jumelles de personnalités similaires, illustre ce fonctionnement. Il est donné à chacune des deux sœurs une liste de tâches :

- ❑ écouter une chanson au lever,
- ❑ regarder une vidéo,
- ❑ lire un texte,
- ❑ partir librement dans un centre commercial donné avec un budget fixe pour choisir des vêtements de vacances.

La jumelle A doit écouter une chanson aux paroles joyeuses et au tempo énergique, regarder

16. Expérience filmée dans le cadre des programmes *Open University* sur le « cerveau humain ».

une comédie qui finit bien et lire une suite de mots aux connotations positives : enthousiasme, joie, réussite, optimisme, bonheur, plaisir, etc.

La jumelle B par contre, doit écouter une chanson aux paroles tristes et tempo lent, regarder une vidéo dramatique qui finit mal et lire une suite de mots aux connotations négatives : lassitude, tristesse, échec, pessimisme, malheur, pénible, etc.

Lors de la tâche n° 4, la jumelle A se glisse avec légèreté entre divers rayons tout en se montrant très agréable avec les vendeuses (qui le lui rendent en lui prodiguant de larges sourires). Elle trouve une variété d'articles colorés, un tantinet audacieux, et se sent tellement bien qu'elle achète deux articles pour sa sœur.

Il en va autrement de la jumelle B. Elle est de mauvaise humeur et ne trouve rien à son goût. Les gens l'agacent, elle est frustrée et ressort du centre commercial avec un article… qui lui déplaît.

Du point de vue neurologique, il s'est passé quelque chose de simple : les divers affects positifs, générés par le choix de déclencheurs optimistes, ont permis à la sérotonine de se répandre abondamment dans le cerveau de la jumelle A. À l'inverse, les affects négatifs artificiellement créés chez la jumelle B avec des stimulants plus négatifs, ont atrophié sa production de sérotonine, la laissant déprimée et amère.

Il s'avère que la consommation d'hydrates de carbone (sucres lents tels que pain, pattes, riz et sucres rapides tels que bonbons et chocolat) encourage la production de sérotonine. Il n'est donc pas rare d'avoir envie de manger des sucres par « automédication », pour compenser un taux de sérotonine déficient. Or, si le discours intérieur teinté de pauvre estime de soi est négatif, il est naturel que le taux de sérotonine soit souvent déficient. Votre discours intérieur est donc d'importance capitale pour votre équilibre neurobiologique et son impact sur votre comportement alimentaire.

Affirmations positives

Pour remédier à un dialogue intérieur négatif, voici un outil très simple et efficace : les affirmations positives. Issues des thérapies cognitives et behaviouristes, favorites de la PNL, elles sont basées sur la faculté de notre cerveau à automatiquement associer des affects positifs aux mots qui évoquent des choses positives.

L'exemple des jumelles montre combien il est important de « nourrir » notre psyché de « positivité ». L'aspect linguistique étant d'extrême importance, il ne tient qu'à nous d'opérer un choix judicieux de formulations ; surtout si la tendance naturelle est au négatif par rapport à soi !

Il existe des livres d'affirmations positives toutes faites (par exemple, ceux qui offrent une pensée pour chaque jour de l'année). Ce sont de merveilleuses sources d'inspiration. Toutefois, les affirmations les plus efficaces sont celles que vous créez vous-même, celles qui répondent à *vos* besoins propres. Pour ce faire, il vous suffit de formuler ce que vous voulez manifester dans votre vie au présent, comme si vous l'aviez déjà, sur le mode de l'affirmation. Par exemple : « Je suis bien dans mon corps et dans ma vie. »

Attention, un message formulé négativement est « irrecevable » pour une partie importante du cerveau car le cerveau se concentre alors sur l'obstacle plutôt que sur l'objectif. Évitez donc : « Je ne veux plus manger de sucreries » et préférez : « Je mange sainement et j'adore ça ».

Attention aussi à éviter les comparaisons, pour les mêmes raisons. Préférez donc : « J'ai une image positive de moi-même » à « Je ne veux plus me dévaloriser » ou « Je veux avoir une meilleure image de moi ».

Attention à ne pas créer de conflit intérieur avec des affirmations qui vous agacent. Si vous vous sentez très mal dans votre peau, vous forcer à répéter : « Je suis bien dans ma peau » pourrait produire l'effet inverse à celui désiré. Vous risquez en effet de réveiller votre rebelle intérieur qui hurlera que c'est faux et vous poussera à vous le prouver ! Il est donc plus prudent de respecter vos résistances. Optez pour des affirmations plus proches de votre vérité au présent. Par exemple : « Je suis déterminé(e) à faire tout ce que je peux pour être bien dans ma peau. »

Parfois, affirmer la réalité que vous souhaitez vivre comportera un décalage avec ce que vous vivez réellement. Tant que la différence liée à ce décalage vous est supportable, l'exercice reste positif. Voici quelques exemples d'affirmations générales :

- ❑ Je suis épanoui(e).
- ❑ Je vis au présent, concentrée sur la variété d'activités auxquelles je m'adonne durant mes journées (et non pas comme autrefois, sans arrêt à la nourriture).
- ❑ Je me sens heureux(se) de vivre dans un corps sain, c'est ce qui compte pour moi (je ne suis plus obsédé(e) par mon apparence).
- ❑ Je mange seulement quand j'ai faim et le choix des aliments est dicté par les demandes de mon corps (non pas par la gourmandise, le besoin de compensation, les règles de tel ou tel régime).

Notez que j'ai ajouté entre parenthèses des commentaires pour expliciter ce que je voulais dire dans le cadre du livre. Toutefois, il est préférable de les omettre dans ce que vous écrirez et de vous en tenir à ce que vous souhaitez manifester dans votre vie.

Visualisations positives

Elles constituent la continuation logique des affirmations positives. Le principe est le même. Quant au potentiel, il est illimité. Elles aident à soulever des montagnes. Ne vous en privez donc pas!

Il s'agit tout simplement de mettre une image concrète sur vos affirmations positives. Par exemple, vous visualiser en train de vous sentir bien dans votre peau, heureux(se), sûr(e) de vous, l'air dégagé. Plus vous le visualiserez, plus vous mettrez de chances de votre côté pour le manifester dans votre vie.

Il est en effet prouvé que l'exercice de visualisation permet à notre cerveau de créer la configuration neurologique nécessaire à l'accomplissement de l'activité visualisée. Cela en rend l'aboutissement plus facile quand on s'y attelle. Par exemple, en sport, lorsqu'un gymnaste apprend une nouvelle figure, s'il ne parvient pas à la produire, on lui demande de se concentrer et de s'imaginer en train d'exécuter chaque mouvement avec succès. Le résultat est spectaculaire…

Si une image symbolisant une vie libre d'obsessions vient à vous, prenez cette image et référez-vous-y le plus possible. Peut-être vous imaginer en train de marcher souriant(e) dans la nature, loin de la « civilisation », à moins que vous ne préfériez vous visualiser au cœur d'un centre commercial, passionnée par les marchands de meubles, de livres ou de plantes et ne remarquant ni les boulangeries, ni les cafétérias.

Donnez le plus de substance possible à votre visualisation et créez-la proche de votre vie de tous les jours, dans des lieux que vous côtoyez. La réalité visualisée risque de se manifester plus vite que vous ne le croyez!

Petits luxes abordables pour créer un petit nid douillet

Créez un environnement agréable à vos sens pour compenser un recours exagéré aux plaisirs du goût. Flattez donc:

- *votre regard:* si votre image vous donne des complexes, bannissez les miroirs jusqu'à ce que vous

vous sentiez mieux et préférez plutôt des photos de nature ou des peintures qui vous inspirent. Faites-vous plaisir avec une décoration d'intérieur personnalisée, des gadgets, des accessoires à votre goût.

- *votre toucher:* ne vous privez d'aucune sensation agréable: coussins en fourrure synthétique, draps en soie, dessous en matières agréables à porter, un animal domestique à caresser (ou à défaut, des matières qui vous lient à la nature: galets, branches, sable).
- *votre oreille:* flattez votre ouïe avec des musiques, des voix que vous aimez, une fontaine d'intérieur, des enregistrements de sons de nature (vagues, chants d'oiseaux, bruits de sous-bois, cascades, etc.)
- *votre nez:* ne lésinez pas sur les encens et arômes naturels, les parfums, eaux de toilette, produits de nettoyage qui embaument, etc.

En quelques minutes, vous pouvez transformer une atmosphère. Quel bonheur de vous glisser dans un environnement doux, accueillant, frais, réconfortant et relaxant!

Quatrième escale: Corne d'abondance

Savourez le nectar de vos fruits intérieurs.

Laissez libre cours à votre créativité

Tous les outils décrits précédemment se veulent des suggestions, des encouragements, des sources de stimulations. La vraie richesse n'est ni dans ce livre, ni dans les outils qu'il propose, mais en vous. C'est en vous que la vraie beauté, les vrais trésors, les vraies ressources se nichent.

Ouvrez-vous à vos fruits intérieurs. Savourez-en leur nectar ! Créez vos propres rites, vos techniques, vos solutions. Votre créativité est sans limite. Créez la plus belle œuvre qu'il soit possible de créer : votre vie. Celle que vous avez envie de vivre dans les limites de vos contraintes présentes, et celle que vous pourriez vivre dans le futur s'il y a moyen d'agir sur les contraintes actuelles. Vous en avez le pouvoir !

Manifestez vos potentiels

Notre société de consommation survit avec la croyance répandue qu'il nous faut consommer pour être heureux. Utilisez votre rebelle intérieur pour vous prouver le contraire. Quels que soient vos moyens financiers, vous avez une liberté que personne ne pourra jamais vous ôter : votre libre arbitre.

Il peut paraître plus facile de se précipiter dans la boulangerie la plus proche pour consommer ces nourritures qui vous obsèdent que de fermer les volets pour danser votre désarroi. Vous avez parfaitement le droit de choisir de continuer d'être boulimique pour ne pas affronter l'inconfort du changement. Vous avez tout autant le droit de choisir de vous libérer de l'emprise de vos conduites addictives en vous attelant à la découverte de vos blocages et de vos limites. Vous avez le droit de vous rebeller contre les messages omniprésents de minceur (maigreur ! ?) et de choisir de vous aimer, quel que soit votre poids. Vous avez le droit de conclure qu'une vie réussie ne tient pas à un tour de taille mais à la possibilité de vivre des relations honnêtes avec soi et les autres, de vivre une vie en harmonie avec ses valeurs profondes, d'aimer l'extraordinaire beauté des petites choses ordinaires du quotidien.

On s'imagine parfois que manifester ses potentiels demande de faire des choses spectaculaires, de devenir riche et célèbre, atteindre une sorte de perfection qui attirerait les « oh ! » et les « ah ! » de l'entourage ou des médias. Pourtant, manifester ses potentiels est souvent bien plus discret. Vos potentiels les plus extraordinaires s'expriment sur des choses très simples : produire des dessins honnêtes, se tenir à une discipline simple quelques minutes par jour, changer ces petites habitudes qui font les grandes différences…

Conclusion

PRENEZ L'ENVOL ! Créez la vie que vous voulez vivre ! Je vous souhaite de tout cœur de choisir la voix de la libération. Pour avoir vu de nombreuses personnes se libérer de leurs compulsions alimentaires, je sais qu'on y arrive. Je sais aussi que le chemin paraît souvent beaucoup plus long et douloureux qu'il ne l'est en réalité.

Vous n'avez pas à porter votre croix seul(e) ! Tirez les merveilleux bénéfices de l'humilité : cherchez de l'aide. Une aide bien choisie vous permettra de fortifier vos ailes, peut-être un peu abîmées en ce moment. Elles n'en seront que plus superbes et plus solides !

Courage et confiance ! Prenez l'envol, là, tout de suite, maintenant, vous en avez le pouvoir !

Adresses utiles

Le site Internet de l'auteur :

Art, psychothérapie intégrative et comportement alimentaire (France et Grande-Bretagne) : **www.interlud.net**

D'autres sites Internet utiles :

FFdP
(Fédération française de psychothérapie) : **www.psychotherapie.asso.fr**

SNPpsy
(Syndicat national des praticiens de psychothérapie) : **www.snppsy.org**

OA
(Outremangeurs Anonymes) : **www.oainfos.free.fr**

Site de Catherine Hervais (Paris) : **www.boulimie.fr**

Site de Sophie Poget (Lausanne) : **www.boulimia.ch**

Associations utiles :

GEFAB
(Groupe européen pour les anorexiques, les boulimiques et les familles) :
54, Bd Raspail – 75 270 Paris CEDEX 06
Permanence téléphonique : 01 45 43 44 75

Association Autrement

Pour un autre regard sur son poids
(anorexie, boulimie, compulsions alimentaires) :
16, rue Le Sueur – 75116 Paris
Tél. : 01 40 67 72 98 – Fax : 01 42 75 75 18

ABA

(Association Boulimie Anorexie) :
Association bénévole de parents et d'ex-malades.
Avenue Villamont, 19 – 1005, Lausanne
Tél. : 021 329 04 39

AQUAB

(Association québécoise de l'anorexie
et de la boulimie) :
G6W 5M6 Canada – Tél. : (418) 832-0574

Achevé d'imprimer sur rotative par l'Imprimerie Darantiere à Dijon-Quetigny en juin 2008 - Dépôt légal : juin 2004 - N° d'impression : 28-0934

Imprimé en France

Dans le cadre de sa politique de développement durable, l'imprimerie Darantiere a été référencée IMPRIM'VERT® par son organisme consulaire de tutelle. Cette marque garantit que l'imprimeur respecte un cycle complet de récupération et de traçabilité de l'ensemble de ses déchets.